高等中医药院校创新系列实验教材

总主编 孙红梅 贺 娟

形态学实验指导

（供中医学、中西医临床医学、针灸推拿学、护理学及药学等专业用）

主 编 王 谦 于兰英

中国中医药出版社

·北 京·

图书在版编目（CIP）数据

形态学实验指导/王谦，于兰英主编.—北京：中国中医药出版社，2015.5（2024.8重印）
高等中医药院校创新系列实验教材
ISBN 978 – 7 – 5132 – 2452 – 9

Ⅰ.①形…　Ⅱ.①王…　②于…　Ⅲ.①人体形态学 – 实验 – 中医院校 – 教学参考资料
Ⅳ.①R32 – 33

中国版本图书馆 CIP 数据核字（2015）第 066825 号

中 国 中 医 药 出 版 社 出 版
北京经济技术开发区科创十三街31号院二区8号楼
邮政编码　100176
传真　010-64405721
东港股份有限公司印刷
各地新华书店经销

*

开本 787 × 1092　1/16　印张 6　字数 131 千字
2015 年 5 月第 1 版　2024 年 8 月第 9 次印刷
书　号　ISBN 978 – 7 – 5132 – 2452 – 9

*

定价　30.00 元
网址　www.cptcm.com

如有印装质量问题请与本社出版部调换（010-64405510）

高等中医药院校创新系列实验教材

《形态学实验指导》

主　编　王　谦　于兰英

副主编　李　健　杨向竹　苗宇船

编　委（以姓氏笔画为序）

　　　　于兰英（长春中医药大学）

　　　　王　谦（北京中医药大学）

　　　　杜庆红（北京中医药大学）

　　　　李　健（北京中医药大学）

　　　　李姝玉（北京中医药大学）

　　　　李德伟（北京中医药大学）

　　　　杨向竹（北京中医药大学）

　　　　苗宇船（山西中医学院）

　　　　谢占峰（长春中医药大学）

前　言

　　随着教育理念的更新和医学模式的转变，注重医学生实践能力、创新精神、综合素质的培养已成为医学教育的共识，加强医学实践教学、改革医学实践的教学内容和模式已得到广泛认可。在我国，高等中医药院校经过半个多世纪的建设与发展，实现了从传统教育方式向现代教育方式的转变，现代中医药高等教育已经成为我国高等教育体系的重要组成部分，完善中医药学及其相关专业实践教学体系、突出实践教学环节、强调中医药实践教学特色的改革已在中医药院校普遍展开，围绕中医药院校实践教学教材的改革，特别是基础医学实验教材和中医药特色实验教材的建设工作势在必行。我们在北京中医药大学以及中国中医药出版社的大力支持下，组织编写了这套高等中医药院校创新系列实验教材。

　　本次出版的高等中医药院校创新系列实验教材包括三个分册，第一分册《实验室基本技术和中医学综合实验指导》、第二分册《形态学实验指导》、第三分册《机能学实验指导》，基本包括了中医药学及其相关专业学生的基础实验教学内容。

　　本系列创新实验教材的编写和中医药院校基础实验教学的改革密切联系，编委会多次组织各分册主编进行研讨，专门聘请兄弟院校的专家介绍基础实验改革经验，力求通过这套教材，促进中医药院校实验教学模式的转变，并为新实验教学体系的建立提供教材保证。

　　本系列创新实验教材的编写是在查阅国内同类教材的基础上进行的，既遵循医学实践教学的规律，又开阔思路、大胆创新，对这套教材进行了整体创新设计。将原来基础实验教学中分散在生物学、组织学、生物化学和生理学实验中一些医学基本实验方法和技术进行有机整合，编写了第一分册"实验室基本技术"的内容。这部分从医学实验的需要出发增加了实验室安全知识的内容，并根据中医药学的特点增加了中药汤剂的制备及计量计算的实验内容，这样既减少了重复，又给学生建立了基础医学实验的整体概念。"中医学综合实验指导"依据高等中医药院校人才培养的需求编写了独具特色的中医学实验，将中医学的基本理论与现代医学密切联系，在我校多年进行中医学实验的基础上，从验证性、综合性和设计性多个层次进行精心设计，使中医院校的学生在了解中医辨证论治规律的同时，也了解中医药应用的科学性，以开拓学生的视野，锻炼学生的动手能力，提高学生的创新意识，并初步使学生建立中医学科研的基本思路。第二分册以人体组成系统为主线，将器官的大体正常解剖形态结构和病理解剖的变化相比较，将肉眼观察和显微镜观察相结合，图文并茂，使学生对人体主要器官的正常形态和病理变化、大体结构和微细结构有一个全面的认识，使原来在解剖学、组织学和病理学分别学到的知识在实践教学中得到进一步融会贯通。第三分册上篇将生理学、药理学和病理生理学的实验进行有机整合，使学生在认识人体某些生理现象的同时，还熟悉了药物的影响以及病理状态下机体生理功能的改变，强化了基础实验与临床的密切关系；下篇除了介绍生物化学经典实验外，密切结合现代疾病谱的变化，编写了糖、蛋白质及肝脏功能代谢方面的综合实验，还增加了学生设计性实验的内容，使学生将生物化学学到的理论知识与临床疾病的诊断方法密切联系起来，既加深了对机体代谢过程的理解，也观察到了某些疾病引起的机体代谢功能的改变。

总之，本系列实验教材从编写理念、思路到框架搭建以及内容编排上都力求创新，改变了以往单纯以理论课程为中心设计验证性实验的模式。以临床医学的需要为导向，加大了综合性实验和设计性实验的比例，以提高学生分析问题和解决问题的能力；以器官和疾病为中心，强化基础和临床的结合、传统中医和现代医学的融合，以培养学生的创新思维和动手能力。

本系列教材是高等中医药院校首次编写的创新基础医学实验教材，编写人员都是长期从事解剖学、组织学、生物学、生理学、生物化学、中医实验学教学的一线教师，他们为编写这套实验教材倾注了大量心血。由于是第一次编写创新实验教材且时间匆忙，因此难免存在一些问题和不足，望读者指正，以便修改。

孙红梅　贺娟

2013 年 5 月 2 日于北京

编写说明

　　随着医学形态学学科的发展，医学教学改革的不断深入，要求医学生不仅要有扎实的医学基础知识，还要掌握一定的医学发展动态和必要的实验操作技能。各中医院校不断改革，探索中医人才的培养模式，强化实践教学，提高学生解决实际问题的能力。为了适应教学改革的需要，为了形态学实验课程独立设置的需要，北京中医药大学、长春中医药大学和山西中医学院共同编写了本实验教材。

　　本教材编写的核心思想是以临床实践需要为指导，在编写内容上不是简单地由正常人体解剖学、组织学和病理学堆砌而成，而是将形态学知识有机地整合在一起，为临床和基础搭建连接的桥梁。

　　本实验教材的编写以疾病为中心，从正常到异常，从整体到镜下，从西医到中医，引导学生将理论课学到的知识运用到临床疾病的学习中，逐步培养学生分析问题和解决问题的能力。本教材是对理论课学习的巩固和补充，希望能帮助学生"温故而知新"。

　　本书彩色印刷，共分为 7 章，分别是基本组织、基本病理变化、心血管系统、呼吸系统、消化系统、泌尿系统和肿瘤。本书图文并茂，有大量大体标本和光镜下病变的彩色图片，其中大体标本均来自于人体，未做特殊说明的光镜下结构图片，均来自于 HE 染色的切片，且在图片中标示了病变部位，有助于学生自学和理解。并对学生进行了提示，提出问题，引导学生将形态变化与临床症状进行有机的联系，在潜移默化中培养学生的临床思维。

　　本实验指导在编写过程中，得到了北京中医药大学、长春中医药大学和山西中医学院的大力支持，还得到了同行前辈的指导与审阅，在此一并感谢。同时也感谢北京中医医药大学解剖教研室、组胚教研室和病理教研室的全体教师在编写过程中给予的帮助。

　　本书全部病理大体图片均来自于北京中医药大学病理教研室的标本。

　　本书虽然经过全体编写人员的多次讨论、修改和审阅，但难免有错误和不足，欢迎广大教师、同学在使用过程中提出批评和建议，以便本书能更加完善。

《形态学实验指导》编委会

2015 年 3 月

目　录

绪　　论

一、形态学实验的目的和要求

　　形态学实验主要包括正常人体解剖学、组织学和病理学的有关实验，旨在观察正常机体的宏观和微观结构及疾病状态时的结构变化，即通过形态学的观察，认识各种正常器官、组织的结构和疾病的病理变化，理解疾病的发生、发展规律。通过实验，进一步巩固和理解理论知识，将结构与功能、病变与临床表现有机地结合起来，培养学生分析问题的能力，为以后的临床学习和实践奠定基础。

　　在学习时，对每个标本要按照一定的顺序进行观察，能熟练使用显微镜。根据观察到的标本的形态学变化，联系理论进行分析、归纳，最终得出结论。通过这样的训练，掌握正常结构与病理变化、形态与机能、病理变化与临床表现之间的联系。

二、形态学标本的观察方法

　　1. 大体标本的观察方法　　在观察正常人体的解剖标本时，首先应判断是何器官，再观察器官的形态结构，并注意观察器官的正常位置及毗邻。在观察时如果是离体器官，应根据解剖学姿势观察器官各个方位的结构特点，并注意其主要断面结构和内部结构。

　　在观察病理标本前，先判断是何器官，是器官的全部还是一部分，在确定器官后，再仔细观察标本有何病变。一般要注意病变的颜色、大小、形态、硬度、表面和切面的改变，病变与正常组织的关系等。

　　在发现病变后，要运用所学的理论知识分析其病变性质，判断其病变是属于循环障碍还是属于炎症或肿瘤，最后对该病变进行诊断。在观察和分析病变时，一定要实事求是。全面观察后，有根据地进行分析，不可主观臆想，也不可单纯观察某一点而忽视全面分析，以致做出错误诊断。

　　在分析病变时，注意鉴别生前病变和死后改变。死后尸体表面会发生尸斑、尸僵和血液凝固，组织器官发生自溶，更可进一步由于腐败菌的作用而发生腐败分解。同一标本可能出现多种不同的病理改变，这时应细致分析各种病变间有无联系，是同一病理过程的病变综合，还是独立的不同疾病。

　　下面介绍一下几个主要脏器的观察方法：

　　（1）心脏：观察其大小、重量、形状、心外膜、心肌和心内膜的厚度、光泽度，有无瘢痕；心瓣膜的厚度，是否有赘生物、溃疡、粘连等；腱索及乳头肌的长短、粗细；心房及心室腔的大小，以及冠状动脉的改变等。

一般观察心脏的顺序，是先看心脏的外观，再沿血流的路径，依次观察右心房、三尖瓣、右心室、肺动脉瓣、左心房、二尖瓣、左心室、主动脉瓣，最后看冠状动脉。

（2）肺脏：观察肺的体积，叶与叶的关系，颜色，光泽度，硬度，有无结节、斑块、纤维性粘连、渗出物等。切面主要观察颜色、硬度和结构，有无实变区、结节、肿块，以及其分布等；气管、支气管的改变，肺血管有无血栓、栓子或动脉粥样硬化等。

一般肺脏的观察顺序是逐大叶观察，先观察外观，再看切面，再次为气管、支气管、肺的动、静脉，最后是肺门淋巴结。

（3）肝脏：观察肝脏的大小、重量、颜色、光滑度、边缘状态（尤其是左叶），及包膜的紧张程度等，有无结节或肿块。切面要观察是否凸出，及颜色、硬度，肝小叶的排列、大小、汇管区、胆管及血管的改变等。

一般观察肝脏的顺序是先观察外观，再看切面。在切面上先观察肝小叶，而后是汇管区，最后是血管和胆管。

（4）肾脏：观察肾的大小、重量、颜色，包膜与肾脏有无粘连，肾表面有无凹陷或凸起。切面要观察颜色，测量皮质的厚度，条纹是否清楚，皮质与髓质的分界是否清楚，髓质的改变，肾盂、肾盏是否有充血、出血、扩张及肿瘤等，输尿管及肾血管的情况。

一般观察肾脏的顺序是先外观，后切面。切面上先皮质，后髓质，最后是肾盂、输尿管和肾血管。

（5）脾脏：观察脾脏的大小、重量、颜色、包膜光滑度，是否有下陷、凸起或粘连。切面是否凸出，包膜厚度，切面颜色、硬度，脾小体多少、大小，是否有纤维化或梗死等。

观察脾脏先看外观，再看切面，然后观察红随、白髓、小梁和脾门的血管等。

（6）脑：注意观察脑的重量、颜色，脑血管（特别是脑底血管），脑沟回的宽窄，软脑膜是否有渗出物、出血或肿瘤等。切面要注意观察出血、软化、结节、肿块等，以及它们的大小、部位、分布等。

先观察脑底血管，脑的外观，再逐切面依次观察大脑、小脑、中脑、脑桥、延髓、脊髓等。切面观察先皮质，后髓质，最后为脑室。

2. **组织病理切片的观察方法**　观察切片时，先用肉眼找到组织，再在显微镜下进行观察。先全面观察切片，再寻找病变部位，仔细观察细胞形态的改变、排列，病变与周围正常组织的关系等。观察细胞要注意细胞膜、细胞浆、核膜、染色质和核仁等，以及从正常细胞过渡到异常细胞的一些过渡的细胞形态，同时也要留意细胞间的关系。最后，结合大体标本的改变，临床病史，确定病变的性质。一定要注意，有时不参考临床资料，是无法做出诊断的。

一般光镜下观察要按照一定的顺序进行，以免遗漏病变。下面介绍主要脏器的观察顺序。

（1）心脏：观察顺序是心内膜、心肌（包括间质和血管）、心外膜和冠状动脉。

（2）肺脏：观察顺序是肺膜、肺泡、肺泡间组织和支气管。

（3）肝脏：观察顺序是中央静脉、肝细胞板、肝血窦、汇管区、小叶间静脉和肝被膜。

（4）肾脏：依次是肾小球、近曲小管、髓袢、远曲小管、集合管、肾间质、肾盏和肾盂。

（5）脾脏：白髓和中央动脉、脾窦、窦间组织、脾小梁和脾被膜。

（6）大脑：脑膜、皮质、白质和脑室。

（7）小脑：脑膜、颗粒层、浦肯野细胞层、分子层和齿状核。

上述次序并非一成不变的，也可按照观察者的习惯顺序进行，但无论怎样，一定要观察到器官组织的每个结构，不能遗漏病变。

三、组织病理学实验报告的书写要求

实验报告的书写是培养学生严谨的科学态度和认真准确记录研究过程和结果的必要手段，要求学生认真完成。绘图与填图作业的目的是将观察到的结构描述出来，要求如下：

1. 课前预先复习相关理论知识。

2. 实验报告要求书写整洁，字体工整。

3. 绘图要使用红蓝铅笔，要求如实描绘镜下所见，能表现重点病变。绘图结束后，要画好标注线，线条要平行整齐。标注文字用蓝黑或黑色水笔书写，文字简练，准确标注所指示的结构。

4. 填图要清楚、准确。

5. 切片的描述既要全面，又要简练，要符合解剖、组织、病理学的专业术语要求。最后标明标本的名称、放大倍数。

第一章　基本组织

组织学是解剖学的分支和延伸，称显微解剖学或微细解剖学。按照其结构和功能的不同，人体的组织可分为四种基本类型，即上皮组织、结缔组织、肌组织及神经组织，称基本组织。

第一节　上皮组织

上皮组织简称上皮，主要覆盖于人体外表面或铺衬在体内各种管、腔及囊的内表面。少数上皮特化，有的具有分泌功能，称腺上皮（构成腺）；有的具有收缩能力，称肌样上皮；有的具有感受物理或化学刺激的功能，称感觉上皮。上皮组织的特征是细胞数量多，细胞间质少，细胞有极性，无血管，神经末梢发达。上皮组织的主要功能有保护、吸收、分泌、排泄等。本节学习的重点为被覆上皮，根据其层数不同，分为单层上皮和复层上皮。单层上皮又根据其细胞形状特点进一步分为扁平上皮、立方上皮和柱状上皮，复层上皮根据其表层细胞的形状特点分为复层扁平上皮和复层柱状上皮等多种类型。典型上皮组织的光镜结构如下：

一、单层扁平上皮

单层扁平上皮多分布于心脏、血管和淋巴管腔面（通常称内皮）或胸膜、腹膜及心包膜表面（通常称间皮）。

（一）间皮

1. **低倍镜**　选取最薄处，可显示出一层多边形细胞。

2. **高倍镜**　镀银染色后，银盐沉积在细胞间质形成波浪状黑线，显示为上皮细胞的轮廓。细胞呈不规则形或多边形，边缘呈锯齿状，互相嵌合，排列紧密，细胞核一个，位于中央，核复染呈蓝色。

（二）内皮

1. **低倍镜**　切片是血管的横断面，管腔内表面衬有一层上皮即内皮（有的部位可能脱落），找到后转高倍镜观察。

2. **高倍镜**　内皮细胞排列紧密，核呈扁椭圆形，呈深蓝色，略突向管腔，胞质极

少。（图 1 - 1）

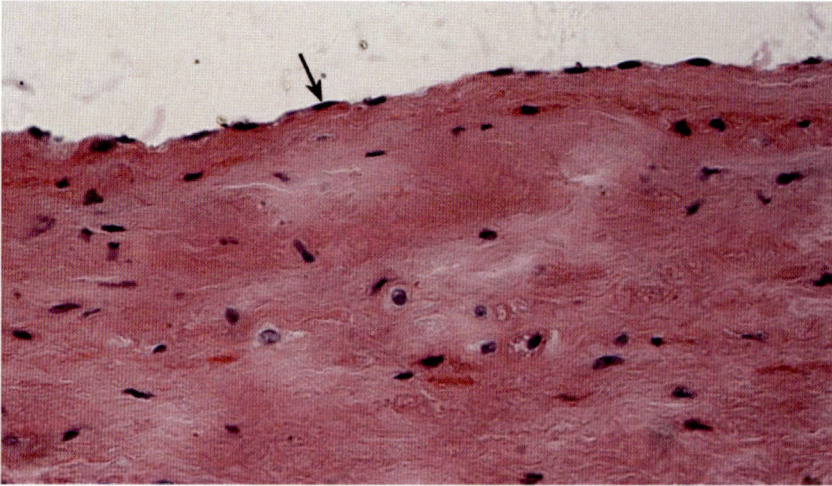

图 1 - 1 单层扁平上皮（人中动脉，高倍镜，← 单层扁平上皮）

二、单层立方上皮

单层立方上皮由一层立方形细胞组成，核圆位于细胞中央，多见于肾小管和甲状腺滤泡等处。

1. 低倍镜 可见大小不等，圆形、椭圆形或不规则形的滤泡，腔内为红色胶体，滤泡壁即为单层立方上皮。

2. 高倍镜 细胞呈立方形，胞质染成粉红色，核圆形，深蓝色，位于细胞中央。（图 1 - 2）

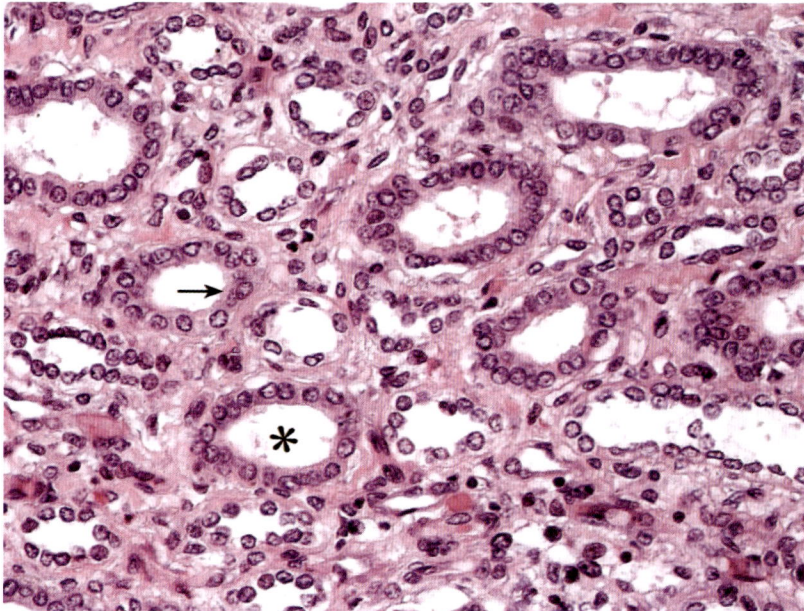

图 1 - 2 单层立方上皮（人肾小管，高倍镜，← 单层立方上皮，* 肾小管）

三、单层柱状上皮

单层柱状上皮由一层棱柱状细胞组成，核椭圆，位于细胞基底部，多分布在胃肠、胆囊、子宫等器官的腔面。

1. 肉眼观察　切片为小肠壁的部分横断面，呈长条状，呈蓝紫色部分的一面为小肠腔面的黏膜部分，呈粉红色部分为小肠壁的其他组织。

2. 光镜下观察

（1）低倍镜：突向肠腔内的大突起是皱襞，皱襞表面的小突起是小肠绒毛。可见不同切面的小肠绒毛，绒毛的表面为单层柱状上皮。选择切面比较规则、排列整齐的部位后换高倍镜观察。

（2）高倍镜

1）柱状细胞：细胞排列紧密，每个柱状细胞高度大于宽度。核椭圆形，染成蓝色，位于细胞近基底部分。细胞的游离面有一红色线条结构，即为纹状缘。视野稍暗时，纹状缘显示更清晰。

2）杯状细胞：散在分布于柱状细胞之间。细胞顶部膨大，明亮，色浅似空泡，这是因为杯形细胞产生的分泌颗粒在制片时被溶解所致。底部较细窄的部分可见深染的胞核，呈三角形。其开口处无纹状缘。（图1-3）

四、假复层纤毛柱状上皮

假复层纤毛柱状上皮由高矮不等的细胞组成，看上去像复层上皮，但所有细胞的基底面均附着于同一基膜上，柱状细胞游离面有纤毛，故称假复层纤毛柱状上皮。这类上皮主要分布在呼吸管道的内表面。

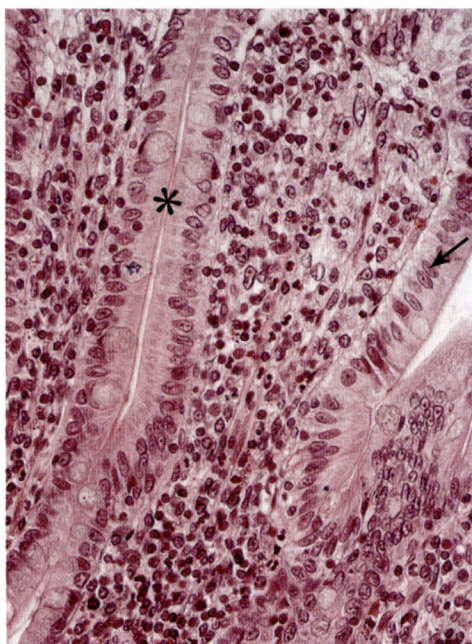

图1-3　单层柱状上皮（人小肠黏膜，高倍镜，← 单层柱状上皮，＊ 小肠腺）

1. 肉眼观察　标本为气管横断面，中央为管腔，腔面呈蓝紫色的为假复层纤毛柱状上皮。

2. 光镜下观察

（1）低倍镜：假复层纤毛柱状上皮表面和基底面均较整齐，但核的位置高低不一。

（2）高倍镜：分辨假复层纤毛柱状上皮的四种细胞。

1）柱状细胞：细胞顶部较宽而基底部较窄，表面有排列整齐的纤毛。核卵圆形，呈蓝紫色，位于细胞下1/3处。

2）梭形细胞：细胞为梭形。核较细长，较柱状细胞的核小，染色较深，位于细胞中间部。

3）锥体细胞：锥体形，位于上皮基部，体积小，细胞顶部不能到达腔面。核圆形，较小，染色较深，位于细胞基底部。

4）杯状细胞：位于柱状细胞之间，胞质明亮，核呈三角形，染色深，位于细胞细窄部分。其直接开口于管腔。

四种细胞基底面均附着于基膜，上皮与下方结缔组织之间呈粉红色的薄膜即是基膜。（图1-4）

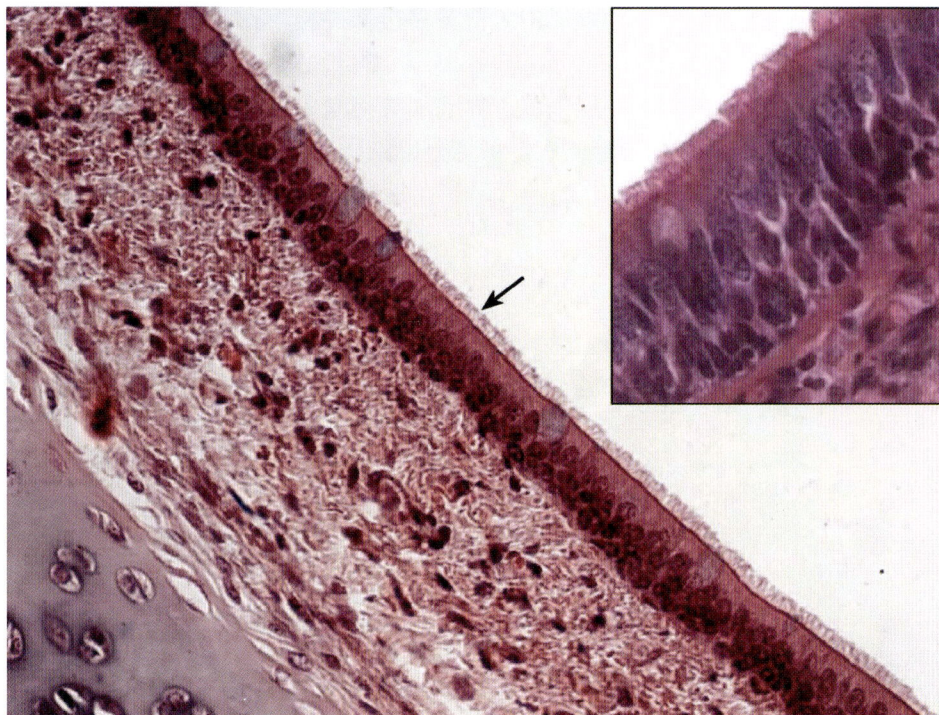

图1-4　假复层纤毛柱状上皮（人气管黏膜，高倍镜，← 纤毛，
右上角为放大的假复层纤毛柱状上皮）

五、复层扁平上皮

复层扁平上皮由多层细胞组成，表面的多层细胞为扁平状，中间数层细胞为多边形，深层有一层立方形或矮柱状细胞附着于基膜上，具有较强的分裂增殖能力。分为角化的和未角化的复层扁平上皮。这类上皮常分布于皮肤表面及口腔、食管、肛管、阴道等表面，耐摩擦，具有较强的机械保护作用，同时具有较强的再生、修复能力。

（一）未角化的复层扁平上皮

1. 肉眼观察　切片为食管横断面，中央为管腔，腔面起伏不平。邻近腔面呈蓝紫色部分为复层扁平上皮。

2. 光镜下观察

（1）低倍镜：复层扁平上皮由多层细胞组成，各层细胞的形态不同，但细胞的形态变化是逐渐的，无截然分界，从表层到深层染色逐渐加深。其深面呈粉红色的部分是结缔组织，呈乳头状突入上皮，故上皮的基底面起伏不平。基膜位于上皮与结缔组织交界处，不甚清楚。

（2）高倍镜：由食管腔面开始，向深层逐渐观察各层细胞的形态。

1）表层：位于上皮的表面，由 2~3 层细胞组成。细胞呈扁平形，界限不清，染色浅。核扁平，蓝色，与细胞长轴平行排列。

2）中间层：位于表层下方的数层细胞，呈多边形或梭形，细胞分界比较清楚。核为圆形或椭圆形，居中。

3）基底层：位于基膜上的一层细胞，界限不甚清楚，细胞体积较小，为立方形或矮柱状。胞质染色较深。核椭圆形，有的可见分裂象。（图 1-5）

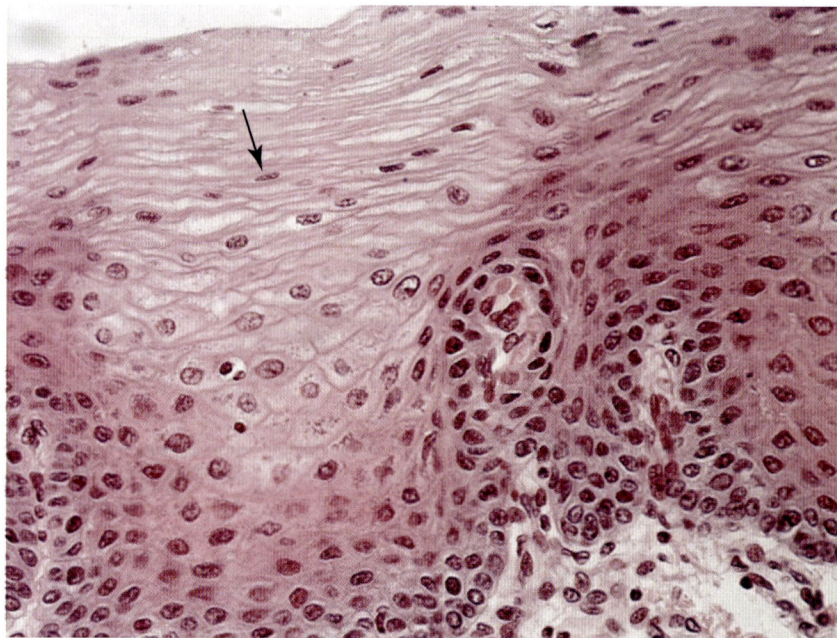

图 1-5　未角化的复层扁平上皮（人食管，高倍镜，← 复层扁平上皮的细胞核）

（二）角化的复层扁平上皮

低倍镜　浅层为角质层，细胞无核，胞质中含大量角蛋白，呈粉红色，有的部位可脱落。

六、变移上皮

变移上皮又称移行上皮，属于复层上皮，分布于肾盂、肾盏、输尿管、膀胱等腔面。其形状和层数随所在器官的功能状况而发生变化，如当膀胱充盈时上皮变薄、细胞层数变少，膀胱收缩时上皮变厚、细胞层数变多。

1. 肉眼观察　膀胱壁较薄的为膀胱充盈状态，较厚的为膀胱空虚状态。

2. 光镜下观察

（1）低倍镜：充盈状态的膀胱上皮较平整，层次较少，空虚状态的膀胱上皮不整齐，层次较多。

（2）高倍镜：由于制片原因，变移上皮的几层细胞不易在同一处看清，所以应多找几处部位由腔面开始观察。（图1-6）

1）浅层：表层的细胞较大，呈大立方形，胞质丰富，嗜酸性，可以覆盖几个中间层细胞，称盖细胞，部分盖细胞内可见双核。

2）中间层：在细胞层次多的地方可见在基底层之上有数层多边形细胞（找清楚部位观察）。

3）基底层：位于上皮最基部的一层细胞，细胞轮廓不清，仅见蓝紫色圆形核。

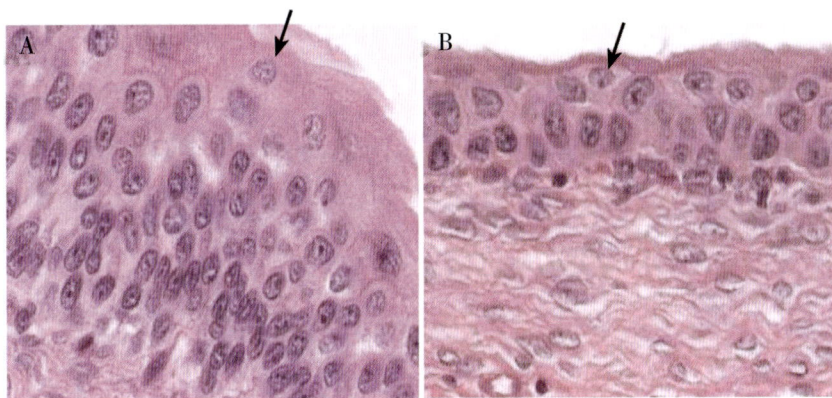

图1-6　变移上皮（人膀胱，高倍镜，
A← 膀胱空虚状态的细胞，B← 膀胱充盈状态的细胞）

第二节　结缔组织

结缔组织由胚胎时期的间充质发生而来，广义上除包含固有结缔组织外，还包括液态的血液及淋巴、坚硬的软骨及骨。这里所说的结缔组织特指固有结缔组织，按其结构和功能的不同分为疏松结缔组织、致密结缔组织、脂肪组织和网状组织。与上皮相对应，结缔组织的特点是细胞数量少，种类多，细胞外基质发达，细胞无极性，有血管和神经。

一、疏松结缔组织

疏松结缔组织又称蜂窝组织，其特点是细胞种类多，纤维数量少，排列疏松，分布广泛。光镜下，疏松结缔组织的细胞主要包括成纤维细胞、巨噬细胞、浆细胞、肥大细胞、脂肪细胞及未分化的间充质细胞等；纤维通常有三种，即胶原纤维、弹性纤维和网状纤维。

1. 低倍镜　选择标本较薄处，换用高倍镜观察。

2. 高倍镜

（1）纤维：可见两种纤维：①胶原纤维：粉红色，呈宽带状，波浪形，有分支，粗细不等，其内的胶原原纤维不易辨清。②弹性纤维：呈紫色，较纤细，有分支并弯曲。

（2）细胞：纤维间可见三种以上细胞：①肥大细胞：圆形或椭圆形。胞质中充满密集的大小一致、分布均匀的紫色颗粒，部分颗粒轮廓不清，常连成一片。核椭圆或卵圆形，呈红色，位于细胞中央，有时核被颗粒遮盖而不显现。②巨噬细胞：形态不规则，轮廓不清。胞质内含有许多大小不等、分布不均的蓝色颗粒，是吞噬台盼蓝后所致。③成纤维细胞：细胞扁平，有突起，着色浅。细胞核卵圆形，核仁明显。细胞质有的隐约可见，有的则模糊不清。部分成纤维细胞胞质内可含有经胞饮而吞入的少量细小的台盼蓝颗粒。由于巨噬细胞的颗粒粗大而数量多，所以这两种细胞可以分辨。

（3）基质：分布于纤维与细胞之间的空隙中，通常不着色。（图1-7）

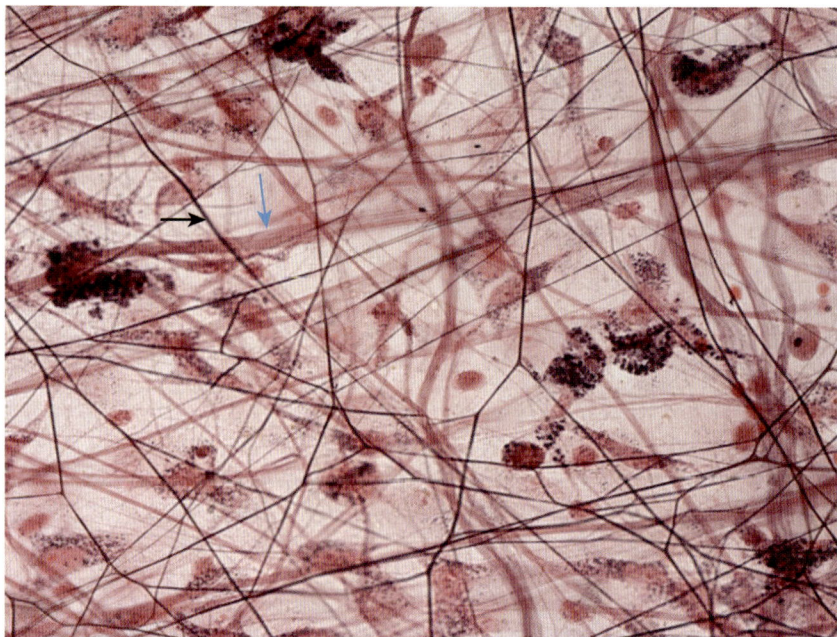

图1-7　疏松结缔组织铺片（高倍镜，
台盼蓝注射，特殊染色，←弹性纤维，←胶原纤维）

二、致密结缔组织

致密结缔组织是一种以纤维为主要成分的固有结缔组织，根据纤维的性质和排列方式，分为规则致密结缔组织、不规则致密结缔组织和弹性组织等类型。肌腱、韧带和腱膜主要由规则致密结缔组织构成；真皮、硬脑膜、巩膜及许多动脉的弹性膜等主要由弹性组织构成。

1. **规则致密结缔组织**　低倍镜下见大量粉红色胶原纤维密集平行成束排列，纤维束之间是成行排列的腱细胞。

2. **不规则致密结缔组织**　低倍镜观察，切片一侧表面呈深红色部分为表皮，即复层扁平上皮；下方粉红色部分为真皮，真皮分为乳头层和网状层，网状层由不规则致密结缔组织构成，可见大量胶原纤维，呈粉红色，互相交织成网。

第三节 肌组织

　　肌组织主要由肌细胞构成，肌细胞间有少量的结缔组织、丰富的血管、神经和淋巴管。肌细胞又称肌纤维，肌细胞膜称肌膜，细胞质称肌浆，滑面内质网称肌浆网。肌细胞的主要结构特点是在肌浆内有大量具有收缩功能的肌原纤维。根据肌纤维的结构特点，肌组织分为横纹肌（骨骼肌和心肌）及平滑肌。根据肌纤维的功能特点，肌组织又分为随意肌（骨骼肌）和不随意肌（心肌和平滑肌）。

一、骨骼肌

（一）骨骼肌纤维的纵切面

　　1. 低倍镜　肌纤维呈细长柱状，肌纤维间有少量结缔组织，染色较浅。

　　2. 高倍镜　长柱状的肌纤维平行排列，细胞核多个，位于肌纤维周边，数量多，常呈椭圆形。胞质嗜酸性。将视野光线调暗，可见肌纤维呈现出着色深浅相间的横纹，与肌纤维长轴垂直，暗带为深红色，明带为浅红色。（图1-8）

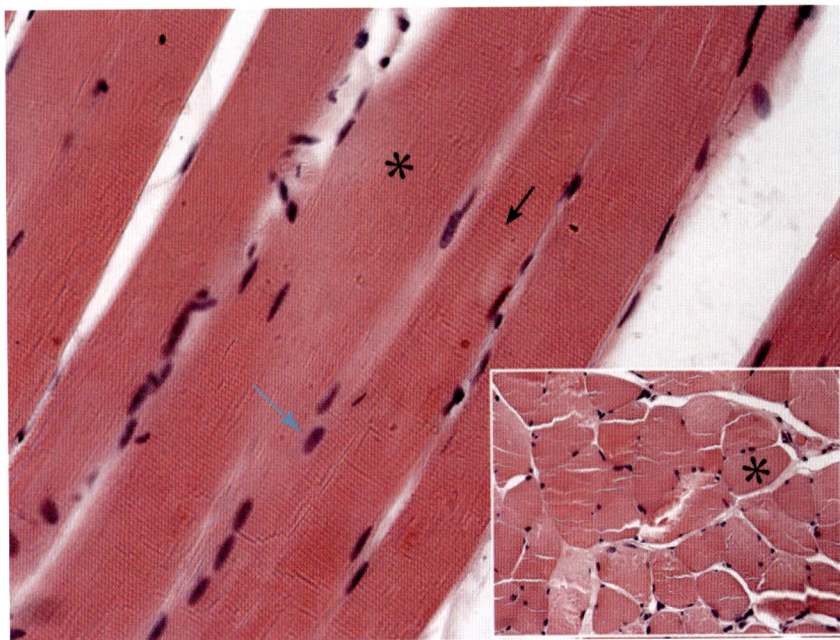

图1-8　骨骼肌（人骨骼肌，高倍镜，右下角小窗内为骨骼肌横切面，
← 骨骼肌横纹，← 骨骼肌细胞核，＊骨骼肌细胞）

（二）骨骼肌纤维横切面

　　1. 低倍镜　肌纤维的横切面大小不一，肌纤维周围少量结缔组织，染色浅，为肌内膜；许多肌纤维集中一起，形成大小不等的肌束，肌束周围有少量结缔组织包裹，为

肌束膜；许多肌束结合在一起形成一块肌肉。外面围绕的致密结缔组织较多，为肌外膜。

2. 高倍镜 肌纤维的横切面呈圆形或多边形，肌膜下方可见数个蓝染的胞核，胞核圆形或卵圆形，有的没切到核。肌浆内可见许多点状的肌原纤维（有的因制片原因，也可没有）。（图1-8）

二、心肌

1. 低倍镜 在标本上先找到心肌纤维的纵切面。纵切的心肌纤维呈细长形，直径比骨骼肌纤维小。再观察横切和斜切的心肌纤维，心肌纤维被切成圆形或不规则形。核常单个，位于肌纤维中央。

2. 高倍镜

（1）纵切面：心肌纤维为细长形，并有分支互相连接。核为卵圆形，位于肌纤维中央。心肌纤维上也有明暗相间的横纹，但比骨骼肌纤维的横纹细，不很明显。此外，心肌纤维的分支处还可见着色深的横线，此即闰盘结构。（图1-9）

（2）横切面：心肌纤维为圆形或不规则形，其内可见许多成束肌丝的横切面，为粉红色的小点状结构。核圆形位于肌纤维中央。有的未切到核。（图1-9）

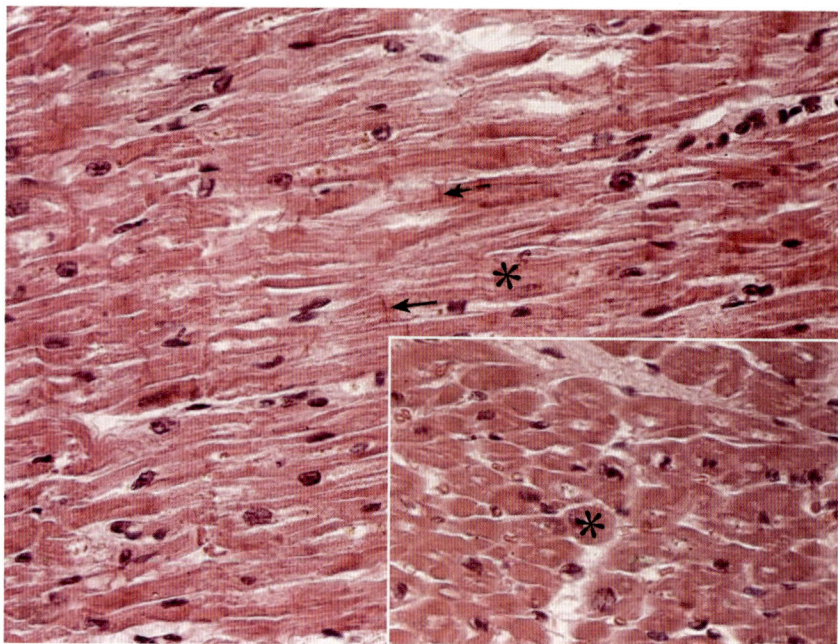

图1-9 心肌（人心肌，高倍镜，右下角小窗心肌横切面，←闰盘，＊心肌细胞）

三、平滑肌

1. 低倍镜 由于平滑肌组织呈层分布，各层的肌纤维走向不同，所以有横切、斜切和纵切的不同切面。以典型的纵切和横切面进行观察。纵切面：细胞呈长梭形，成层紧密排列，细胞界限不清。横切面：细胞横切面为圆形或不规则形，大小不一，有的含核，有的未切到核。

2. 高倍镜 纵切面：细胞含核部分较粗，两端尖细，胞质呈粉红色。核椭圆形或杆状，位于细胞中央，核内染色质细小，故染色浅。细胞之间的细胞间质较少。横切面：核部位的细胞横切面较大，能看到核周有少量胞质，胞核圆形。多数细胞未切到核，仅显示出含有粉红色胞质的大小不等的断面。

第四节 神经组织

神经组织由神经细胞和神经胶质细胞组成。神经细胞是神经系统的形态和功能单位，通常称神经元；神经胶质细胞数量多，相当于神经组织的间质，对神经元起支持、保护、营养和绝缘等作用。

神经元形态多样，典型的结构包含胞体、轴突和树突三部分。胞体的形态可见圆形、椎体形、梭形或星形，其大小差异较大，胞质内含有尼氏体。轴突一条，多呈细索状，末端分枝。胞体发出轴突的部位常呈圆锥形，称轴丘，光镜下此区无尼氏体。树突多个，在普通切片和涂片上树突结构不典型。

一、脊髓前角运动神经元

1. 肉眼观察 脊髓的横切面为扁圆形，外面包裹脊髓膜。脊髓内部分为灰质和白质：灰质位于中央，着色较白质为深，其形如蝴蝶。白质在灰质周围，着色较灰质稍浅。灰质又可分以下两部分：

（1）灰质向前突出两个较细的突起，称为前角，前角短而宽。

（2）在前角的相反方向也有两个突起，称后角，后角较窄而长。

2. 光镜下观察

（1）低倍镜

1）白质主要由神经纤维组成。在此标本上见到的是神经纤维的横切面。

2）先找到灰质的前角，观察其中神经元。前角中的运动神经元体积较大，多成群分布。灰质是神经元集中所在，但也有部分神经纤维。

（2）高倍镜：观察前角运动神经元的结构。一般只见多边形或不规则形状的胞体，常见有数个短突起与胞体相连。观察时应选择可见胞核的神经元，如能找到具有突起的更好。

1）胞体：在此标本上胞质染成浅红色，尼氏体呈块状分布，着深蓝色，有时可见轴丘结构。

2）胞核：神经细胞的核大而圆，染色较浅，核内染色质较少，一般可见一个较大的核仁，着深红色或蓝紫色。

3）突起：如能见到突起，大多是树突，其结构与胞体的胞质相同。轴突较少见到。（图1-10）

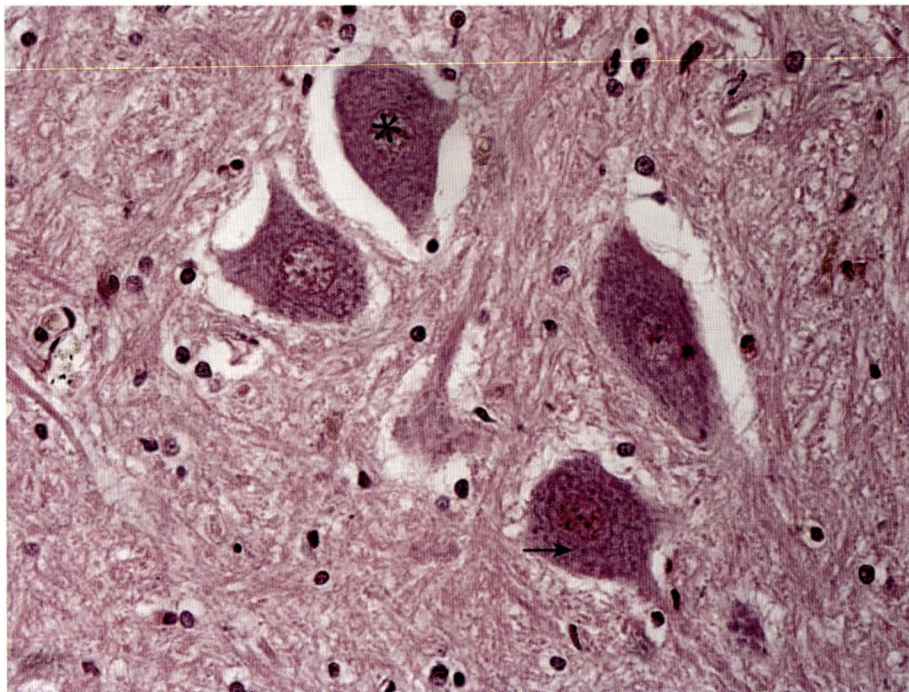

图 1 - 10　脊髓前角运动神经元（人，高倍镜，← 尼氏体，＊ 神经元）

二、神经纤维

（一）神经纤维的横切面

1. 肉眼观察　圆形的是横切面。

2. 光镜下观察

（1）低倍镜：可见神经纤维组成几个圆形的束，其大小不一。神经束外有结缔组织包裹。结缔组织内有时可见血管。神经纤维切面多为圆形，排列紧密。（图 1 - 11A）

（2）高倍镜：神经纤维横切面为圆形，中央紫红色的圆点为轴突，外周浅色呈网状的为髓鞘，外有神经膜细胞包裹，有时可见神经膜细胞的核。（图 1 - 11B）

（二）神经纤维的纵切面

1. 肉眼观察　细长条的是纵切面。

2. 光镜下观察

（1）低倍镜：染色深的为结缔组织膜，称神经束膜，染色浅的为神经束。神经束内的有髓神经纤维排列比较整齐，大多平行排列。

（2）高倍镜：细心辨认有髓神经纤维的结构。

1）轴突在有髓神经纤维的中心，常有收缩膨胀或溶解的现象，有的染色较深，有的染色较浅。

2）髓鞘呈网状，位于神经膜以内。

3）神经膜细胞的核为长圆形，染色较浅，位于有髓神经纤维表面。有髓神经纤维间也有结缔组织的细胞，这些细胞的核小而染色深。

4）髓鞘每隔一段出现缩窄区，称为郎飞结，此区的轴突外仅有神经膜，而无髓鞘。
（图1-11C）

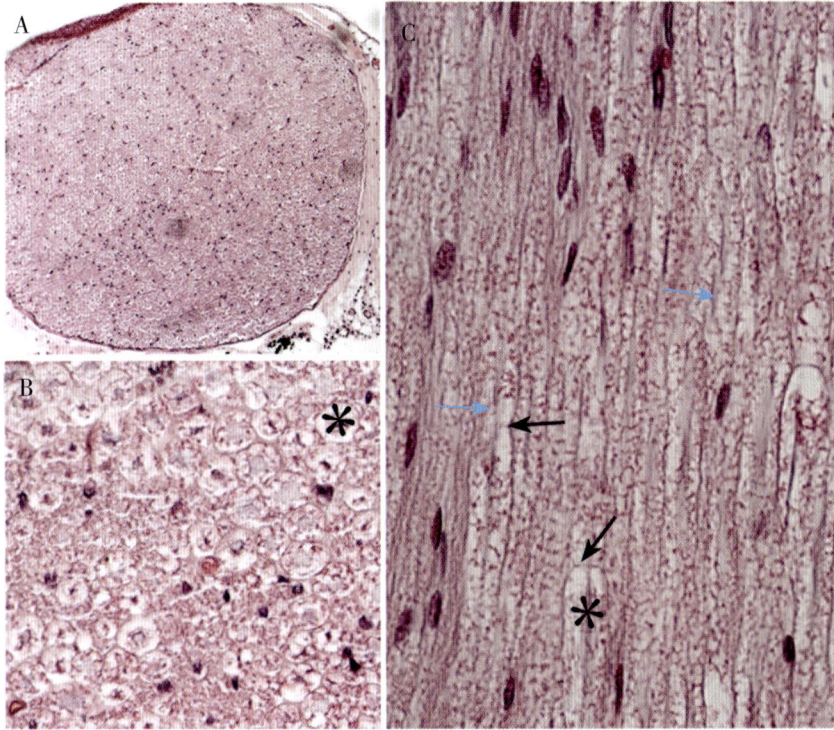

图1-11 人坐骨神经（A：横切面，低倍镜；B：横切面，高倍镜；
C：纵切面，高倍镜。← 郎飞结，＊ 神经纤维，← 轴索）

第二章　基本病理变化

病理变化是指存在于不同疾病中可共同具有的一组功能、代谢和形态结构的变化。本身不具有特异性，但它是构成疾病的基本组成单位。也就是说一种疾病可以包含几种病理过程。本章主要介绍细胞、组织的适应、损伤及修复，局部血液循环障碍和炎症。

第一节　细胞、组织的适应、损伤及修复

一、大体观察

1. 肾萎缩　肾脏体积增大，呈结节状。切面观察肾皮质、髓质变薄（正常肾实质厚度为 2.0~2.5cm），皮质、髓质分界不清，可见数个囊腔形成。因为输尿管阻塞引起肾盂积水，肾盂极度扩张，肾实质因长期受压迫而萎缩变薄。（图 2-1）。

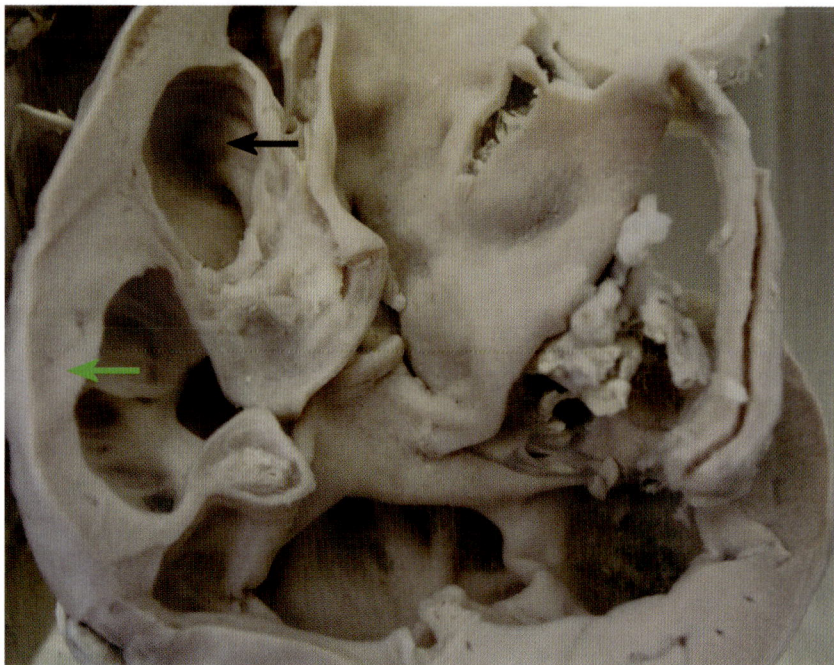

图 2-1　肾萎缩（← 肾盂扩张，← 肾实质萎缩变薄）

2. 心脏代偿性肥大 心脏体积显著增大，呈球形，心尖变钝，心壁明显增厚，左心室壁厚约2cm，肉柱及乳头肌增粗。

3. 肝细胞水肿 肝脏体积增大，包膜紧张，表面光滑，圆钝。肝脏表面失去正常光泽，肿胀而混浊，如同沸水烫过一样。切面隆起高凸，边缘外翻，血管及胆管内陷呈脐状。

4. 肝脂肪变性 肝脏最容易发生脂肪变性。表现为体积增大，边缘变钝，表面光滑，呈淡黄色，质软。切面隆起，边缘外翻，触之有油腻感。（图2－2）

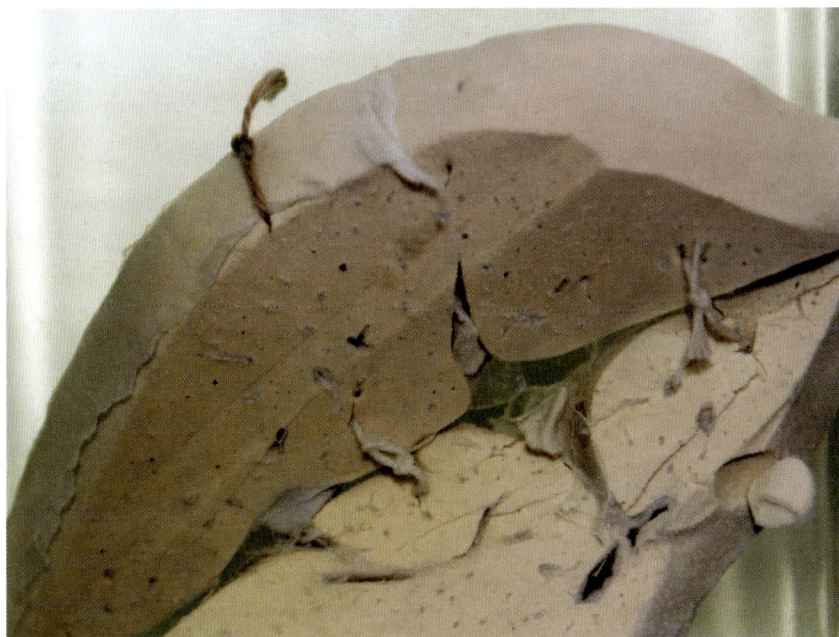

图2－2 肝脂肪变性

5. 钙化 肺尖处可见灰白色病灶，直径0.5cm，质地坚硬如石，触之有砂粒感或硬石感。

6. 凝固性坏死（脾梗死） 脾脏切面可见坏死灶，呈凝固状，质地变实，较硬，无光泽，干燥，灰白色或黄白色。周围形成暗红色充血出血带，与健康组织分界清楚。（图2－3）

7. 干酪性坏死（肾结核病） 肾脏体积增大，表面结节状。切面为数个大小不一的坏死灶，坏死组织较松脆，质软，细腻，易脱失，呈豆腐渣状，灰黄色或黄白色，状似奶酪。

8. 干性坏疽 常见于动脉粥样硬化、血栓闭塞性脉管炎和冻伤等疾病。本病变为足前部大部分坏死，干燥，皱缩，呈黑褐色，病变与正常组织分界清楚。（图2－4）

9. 液化性坏死 脑额状切面可见一空腔，即脓肿腔，脓肿内脓液已流出，腔壁可见少许脓性渗出物及坏死组织。

10. 肾梗死瘢痕 肾脏表面有一凹陷处，该处为坏死后，坏死组织被肉芽组织代替而形成的瘢痕，质硬，无弹性。

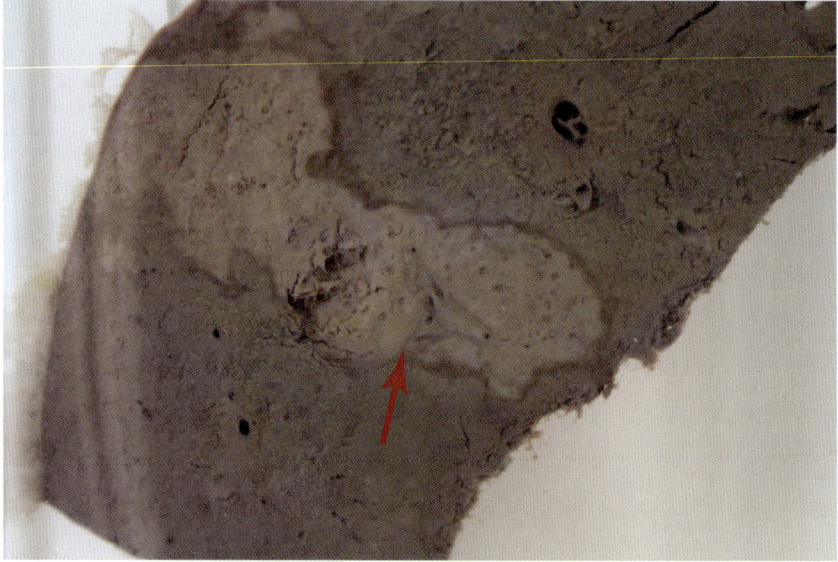

图2-3　脾凝固性坏死

（← 凝固性坏死灶）

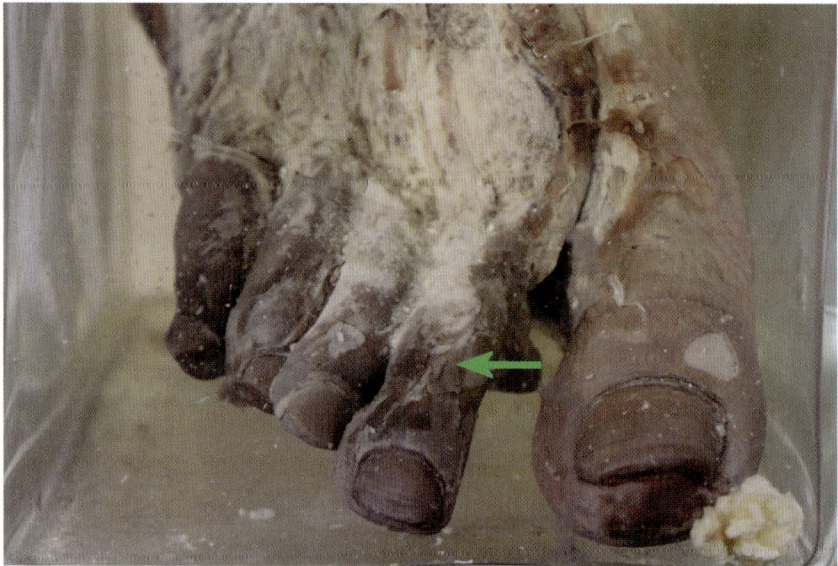

图2-4　足干性坏疽

（← 坏疽的足趾）

二、光镜下观察

1. 肾小管上皮细胞水肿

（1）低倍镜：先分清肾皮质和肾髓质，病变主要位于皮质区近曲小管，上皮细胞疏松、淡染，管腔狭窄、不规则。

（2）高倍镜：肾小管上皮细胞肿胀，肾小管腔狭小，细胞之间界限不清楚。细胞浆可见大小一致细小红染颗粒状物，也称颗粒样变性。有的细胞胞浆疏松化，染色淡。

2. 肝脂肪变性

（1）低倍镜：肝小叶结构紊乱，中央部出现严重的脂肪变性，肝细胞肿大，可见圆形空泡。肝窦扭曲、狭窄、闭塞而消失。

（2）高倍镜：肝细胞内有大小不等的界限清楚的圆形空泡，此空泡为脂肪滴被溶解而形成（在制片过程中脂肪滴被酒精、二甲苯溶解所致）。肝细胞相互挤压后形状不规则，严重的肝细胞核被大的脂滴挤向细胞的一侧，形似脂肪细胞。（图2-5）

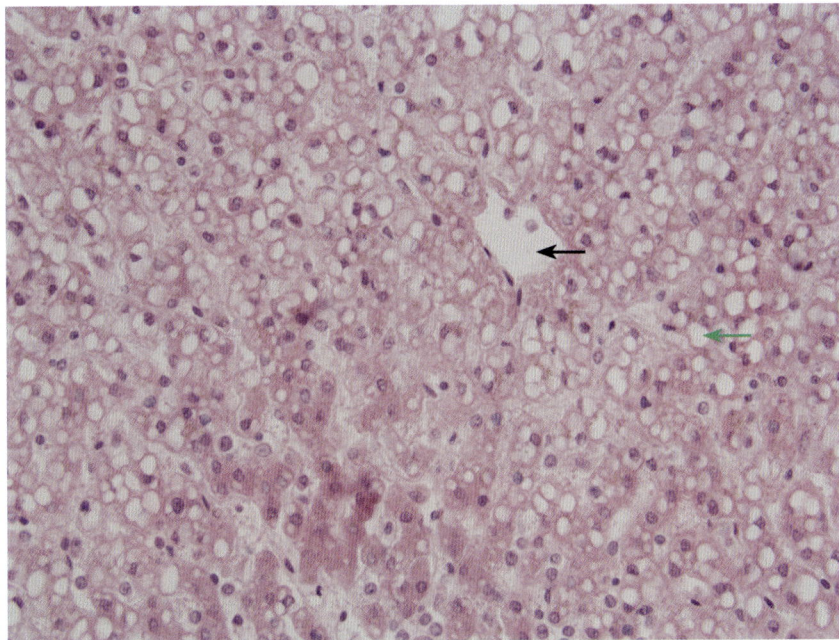

图2-5 肝脂肪变性
（高倍镜，← 中央静脉，← 肝细胞胞浆内脂肪空泡）

3. 坏死时细胞核的变化（急性重型病毒性肝炎）

（1）低倍镜：肝细胞广泛坏死，小叶结构不清楚，部分肝窦扩张、充血。正常细胞很少。

（2）高倍镜：部分肝细胞胞浆更红染，包膜破裂，结构消失。故此片主要观察细胞核，表现为：①核固缩：细胞核体积缩小，凝集，染色变深。②核碎裂：染色质崩解成小碎片，分散在胞浆中。③核溶解：细胞核染色淡，只见甚至不见细胞核的轮廓。

4. 肉芽组织

（1）低倍镜：组织疏松，有大量的新生毛细血管和形态各异的细胞。

（2）高倍镜：①新生的毛细血管内皮细胞：核体积较大，呈椭圆形，向腔内突起，其数量较多。②成纤维细胞：呈多突起状，边缘不清，核大，卵圆形，染色浅，有1~2个清楚的核仁。③炎细胞：成纤维细胞与新生毛细血管之间有中性白细胞、嗜酸性粒

细胞、单核细胞等细胞浸润。（图2－6）

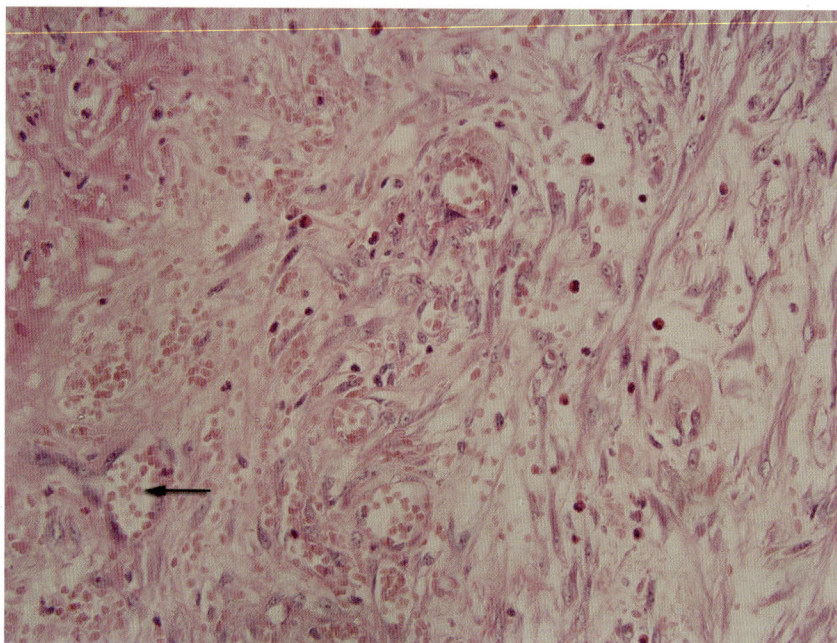

图2－6　肉芽组织
（高倍镜，← 新生毛细血管）

第二节　局部血液循环障碍

一、大体观察

1. **肝淤血**　肝脏体积增大，被膜紧张，切面呈暗红色条纹与淡黄色条纹相间的网状结构，外观似槟榔的切面，故称之为"槟榔肝"。其红褐色的区域为肝小叶中央静脉及肝窦之淤血区，淡黄色的区域为小叶周边部脂肪变性的肝细胞。（图2－7）

2. **淤血性肝硬化**　肝脏体积略缩小，质地硬，表面略不平，切面呈暗红色，可见散在分布的小结节。突出处为变性、增生的肝细胞，凹陷部为增生并互相连接的纤维结缔组织。

3. **肾淤血**　肾脏略肿大，较正常稍硬，切面可见清晰之红色条纹（此条纹即曲管间淤血）。皮质、髓质分界清楚。

4. **脑出血**　大脑额状切面，可见内囊部位有大片出血灶，出血处脑组织因缺乏新鲜血液供应而发生坏死。

5. **心瓣膜球形血栓**　二尖瓣心房面有一球形机化的血栓，呈灰白色，无光泽。

6. **肺血栓栓塞**　左肺动脉主干腔内可见灰黄色与暗红色相间的固体团块阻塞，与血管内膜无粘连。

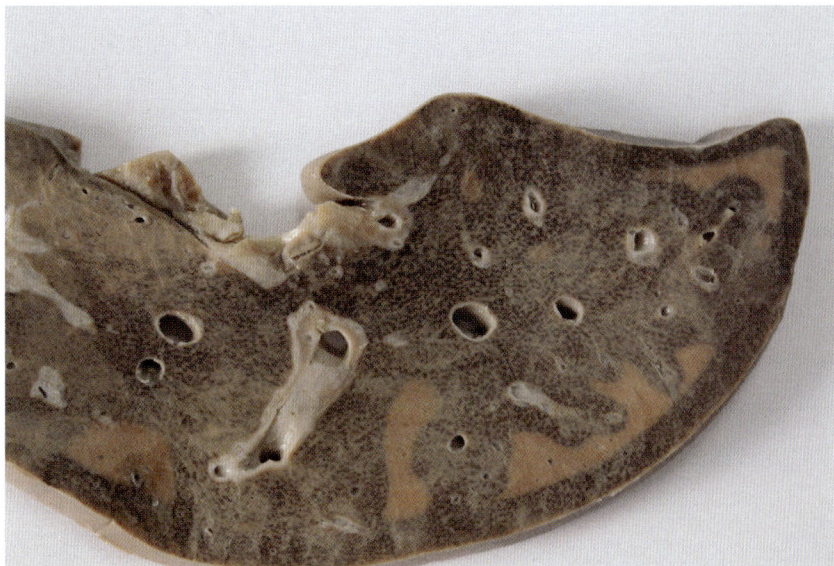

图 2 - 7 槟榔肝

7. **脾梗死** 脾脏切面有灰白色梗死区三处，略呈楔形，边缘清楚，其尖端指向被阻塞的血管，底部朝向脾脏的表面，周围有黑褐色充血出血带。

8. **肺出血性梗死** 病变区呈暗红色（组织固定后呈黑色），边界不明显，有出血性坏死。（图2 - 8）

二、光镜下观察

1. **慢性肺淤血**

（1）低倍镜：肺泡壁增厚，肺泡腔变小，可见红细胞和"心衰细胞"。

（2）高倍镜：肺泡壁毛细血管和小静脉扩张淤血，也可见纤维组织增生。肺泡腔内可见大量"心衰细胞"。可见淡粉色的水肿液（颗粒状或丝网状）及少量红、白细胞。（图2 - 9）

2. **混合血栓（静脉血管横断）**

（1）低倍镜：静脉血管腔内有淡粉色分枝状的血小板梁及红细胞聚集的凝血区。

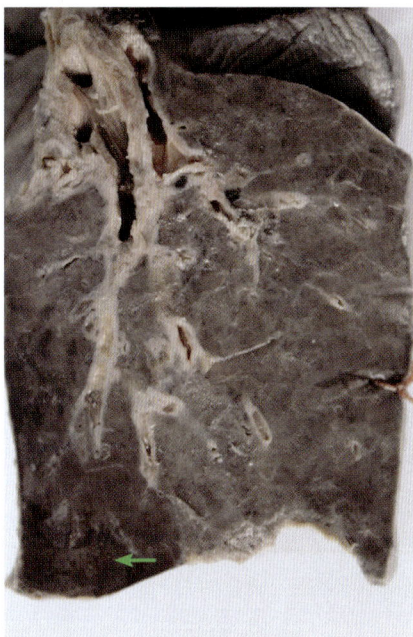

图 2 - 8 肺出血性梗死
（← 出血性梗死部位）

（2）高倍镜：血小板互相粘着成为分枝状的血小板梁，呈淡粉色，小梁的边缘有白细胞黏附。各小梁间有红染丝状的纤维素网，其中充满红细胞。

3. **肾梗死**

（1）低倍镜：略呈三角形的粉染区域为梗死灶，病变仅见肾小球、肾小管的轮廓，

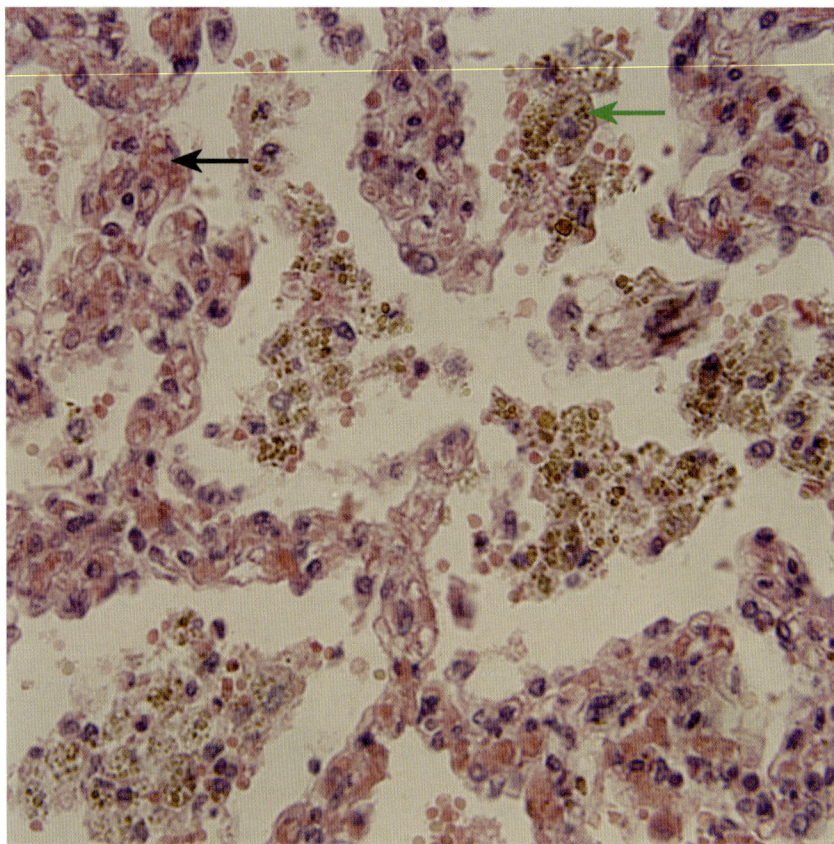

图2-9　慢性肺淤血
（高倍镜，← 肺泡壁毛细血管淤血，← 心衰细胞）

基本没有细胞核。梗死区周围可见充血、出血带及炎细胞浸润。

（2）高倍镜：梗死区的组织已发生坏死，但肾小球及肾小管的轮廓清晰。细胞核多已破碎或消失。梗死区与周围正常肾组织之间可见充血、出血带及白细胞浸润带。

第三节　炎　症

一、大体观察

1. **纤维素性心包炎**　心脏外膜已失去原有的光滑状态，变为粗糙，有一层薄厚不均灰白色纤维素渗出物附着，部分已机化。在新鲜标本呈绒毛状。

2. **纤维素性胸膜炎**　肺体积略增大，胸膜表面有一层灰白色纤维素附着，表面略粗糙。

3. **肺脓肿**　肺部有2个脓肿，其壁上附有零乱的坏死组织及脓液，灰黄色，因切开时脓液流出而呈腔隙，周围因纤维组织包绕形成脓肿壁。（图2-10）

4. **急性蜂窝织性阑尾炎**　阑尾明显肿大变粗，浆膜血管充血，并有脓性渗出物附着。切面阑尾壁变薄，腔扩大，其内有脓汁潴留。

5. 慢性阑尾炎 整个阑尾又细又短，呈条索状，质硬，混浊，无光泽，灰白色。管腔由于瘢痕形成而闭锁。

6. 肠息肉 由于上皮组织、腺体过度增生及肉芽组织增生，局部突向腔内形成息肉，有蒂，此息肉较大，表面光滑，直径约3cm。

二、光镜下观察

1. 化脓性脑膜炎

（1）低倍镜：脑膜血管高度扩张、充血，蛛网膜下腔间隙增大，充满大量渗出物。

（2）高倍镜：脑膜血管显著扩张、充血，蛛网膜下腔内充满大量中性粒细胞，其中大部分已坏死。（图2-11）

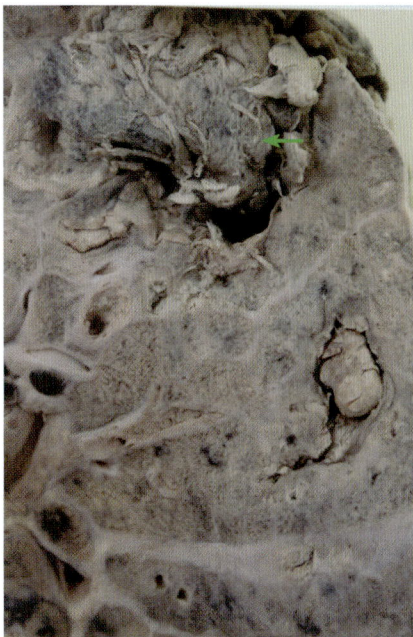

图2-10 肺脓肿
（← 脓肿）

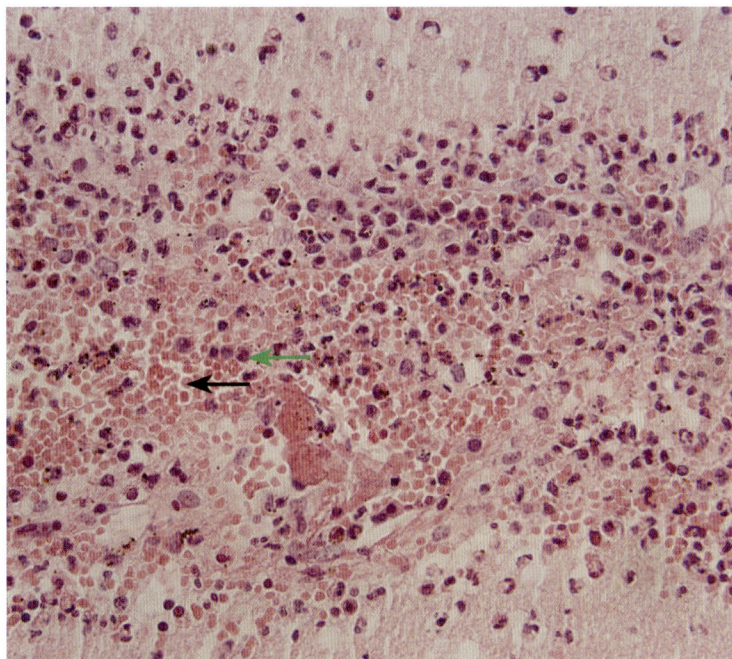

图2-11 化脓性脑膜炎
（高倍镜，← 蛛网膜下腔血管充血，← 渗出的中性粒细胞）

2. 各种炎细胞

（1）低倍镜：主要是黏膜层及少量的平滑肌层。可见子宫颈腺体增生和大量的炎细胞浸润。

（2）高倍镜：子宫颈黏膜充血水肿（不是很明显），间质内有大量的炎细胞浸润。①中性粒细胞：胞浆粉染，核呈分叶状（2~5个核节）。②嗜酸性粒细胞：胞浆有红色较粗大的颗粒，核呈分叶状或八字形。③淋巴细胞：胞浆少，核呈圆形较大，染色较深。④浆细胞：呈椭圆形，胞浆丰富，核偏于一侧，染色质排列成车轮状，可见光晕。⑤巨噬细胞：体积较大，内含有多个细胞核，核之数目多少不等，多位于细胞之中央。其胞浆内含有被吞噬的物质。（图2-12）

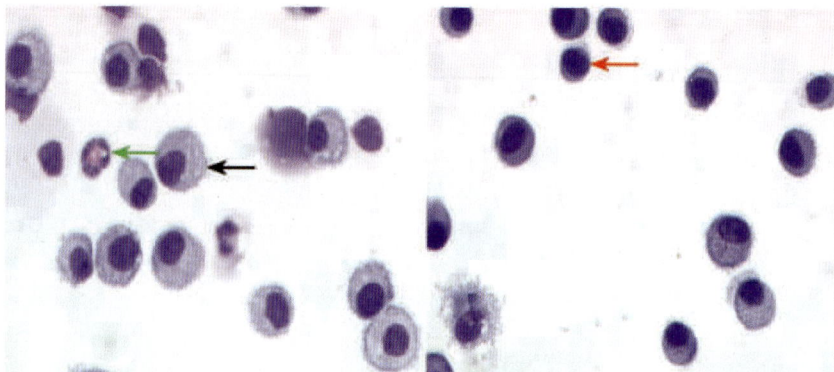

图2-12　各种炎细胞

（血细胞甩片，姬姆萨染色，高倍镜，← 单核细胞，← 中性粒细胞，← 淋巴细胞）

第三章　心血管系统

心血管系统由心脏、动脉、毛细血管和静脉组成。心脏是全身血液循环的动力器官，血管其主要功能是运送血液，为细胞代谢提供氧和营养物质，同时运走代谢产物，保障机体内环境的稳定。血液循环是保障组织细胞正常新陈代谢的基本条件，当心脏和血管发生病变时，可导致全身或局部的血液循环障碍。下面从心脏和血管的大体结构、组织结构和病理变化来观察学习。

第一节　心的正常及病理结构与疾病

一、心的大体观察

心是连接动、静脉的枢纽，是心血管系统的"动力泵"。肉眼主要观察心的位置、外形、内腔、心壁的结构以及心的主要血管。

（一）心的位置

心位于胸腔的纵隔内，外面裹以心包，约 2/3 位于正中线的左侧，1/3 位于正中线的右侧，下方邻膈。（图 3 – 1）

（二）心的外形

心形似倒置的圆锥体，稍大于本人拳头。有一尖、一底、两面、三缘，此外心表面还有三条沟。（图 3 – 2，3 – 3）

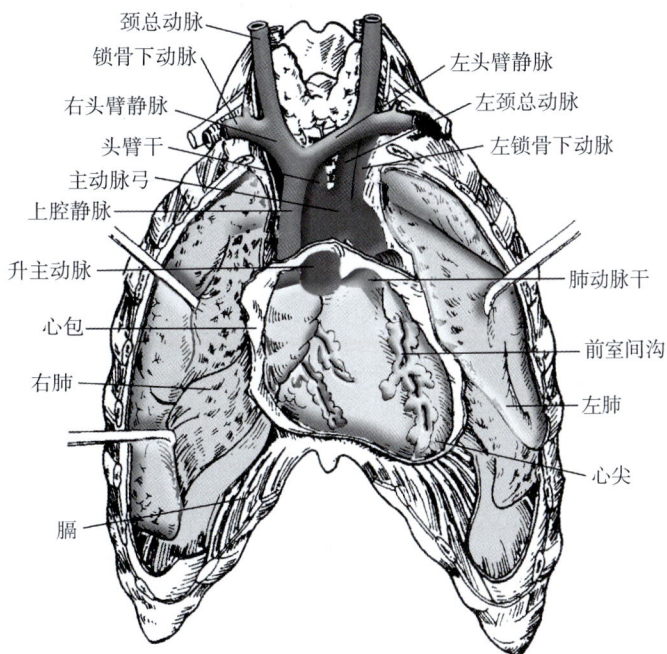

图 3 – 1　心的位置（前面观）

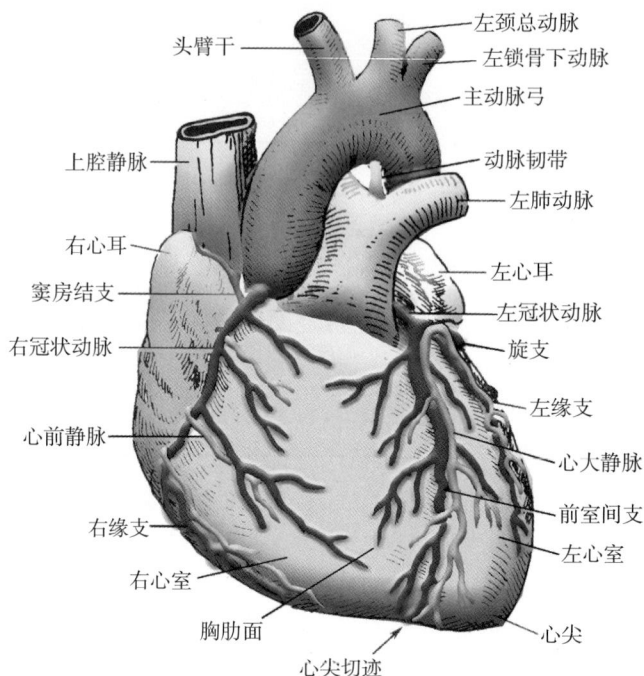

图 3-2 心的外形（前面观）

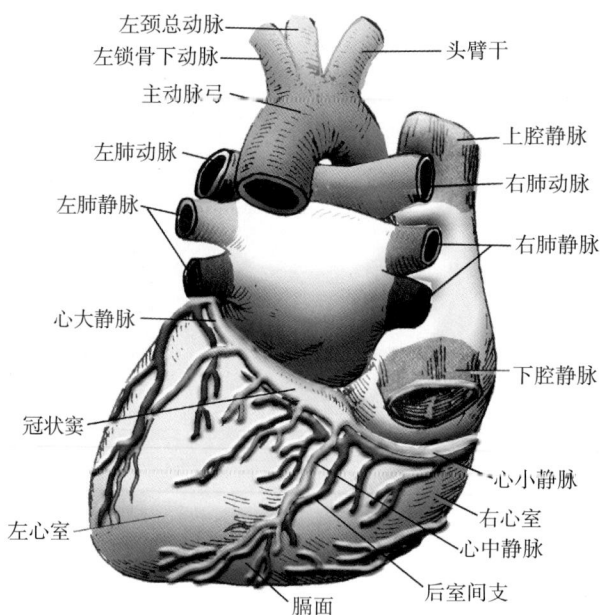

图 3-3 心的外形（下面和后面）

1. **心尖** 圆钝，由左心室构成，朝向左前下方，位于左侧第 5 肋间隙锁骨中线内侧 1~2cm 处，在此处的体表可扪及心尖搏动。

2. **心底** 朝向右后上方，主要由左心房构成。

3. 心的面　胸肋面（前面），朝向前上方，主要由右心房和右心室构成；膈面（下面），略朝向后下方，邻膈，大部分由左心室、小部分由右心室构成。

4. 心的缘　下缘锐利，接近水平位，由右心室和心尖构成；左缘钝圆，大部分由左心室构成；右缘垂直，由右心房构成。

5. 心表面的沟　冠状沟呈冠状位，近似环形，靠近心底，前方被肺动脉干所中断，为心房和心室在心表面的分界标志；前室间沟和后室间沟分别在心室的胸肋面和膈面，从冠状沟走向心尖的右侧，是左、右心室在心表面的分界标志。

（三）心的内腔

心有 4 个腔，即左心房、左心室、右心房和右心室。左、右心房之间有房间隔，左、右心室之间有室间隔，因此两个心房之间以及两心室之间是不相通的，但同侧心房和心室借房室口相通。心房接受静脉，心室发出动脉。

1. 右心房　位于心的右上部，壁薄而腔大，其左上方突出的部分为右心耳。

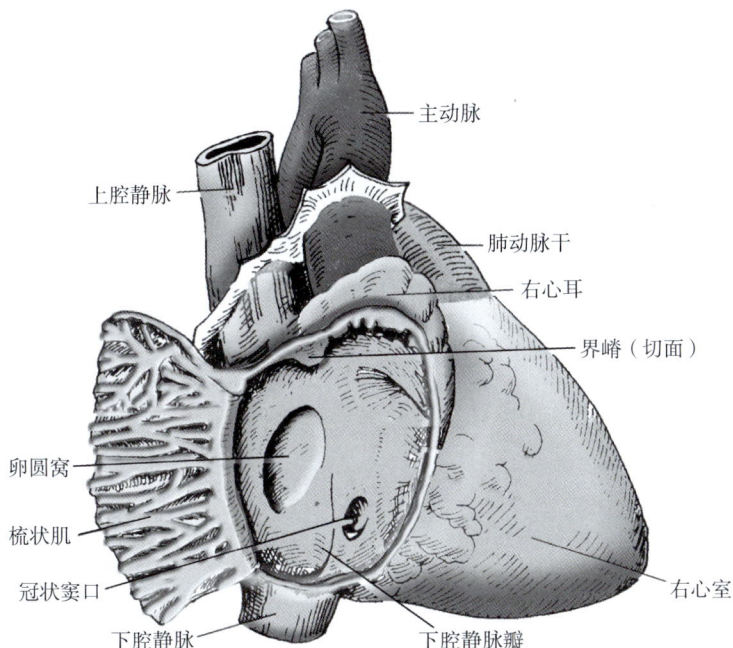

图 3-4　右心房内腔（前外侧面）

按血流方向右心房有 3 个入口和 1 个出口。3 个入口分别是上方的上腔静脉口，下方的下腔静脉口，在下腔静脉口和右房室口之间有冠状窦口。右心房的出口为右房室口。（图 3-4）

在房间隔右侧面中下部有一卵圆形凹陷，为卵圆窝，为胚胎时期卵圆孔闭合后的遗迹，此处薄弱，是房间隔缺损的好发部位。

2. 右心室　位于右心房的前下方，室腔略呈锥体形。（图 3-5）

右心室有 1 个入口和 1 个出口。入口即右房室口，出口是肺动脉口。

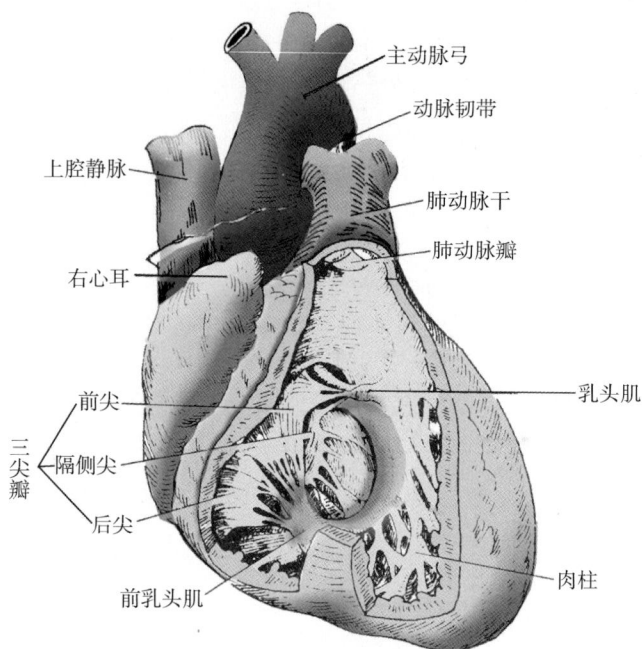

图 3 - 5   右心室内腔（前面观）

在右房室口的周缘附有 3 片三角形的瓣膜，称为右房室瓣（三尖瓣），垂向心室。室壁上有突起的乳头肌，乳头肌尖端有数条腱索，与瓣膜的游离缘相连。当心室收缩时，房室瓣受血流推挤，封闭房室口，由于腱索的牵引，瓣膜不致翻向心房，可防止血液向心房倒流。

在肺动脉口的周缘附有 3 片半月形瓣膜，称肺动脉瓣。当心室收缩时，血流冲开肺动脉瓣，进入肺动脉，当心室舒张时，3 个袋状瓣膜被倒流的血液充盈而关闭，可防止血液倒流到心室。

3. 左心房   位于右心房的左后方（图 3 - 3，3 - 6）。其向右前方突出的部分，称左心耳。左心房有 4 个入口，即肺静脉口，位于其后部左、右两侧。1 个出口，位于前下部，称为左房室口。

4. 左心室   位于右心室的左后下方，室壁厚度约为右室壁的 3 倍。左心室有 1 个入口为左房室口，即左心房的出口。1 个出口为主动脉口。

左房室口周缘附有 2 片三角形的瓣膜，即左房室瓣（二尖瓣），其结构和作用同三尖瓣。主动脉口周缘有主动脉瓣，其结构和作用同肺动脉瓣。（图 3 - 7）

（四）心壁的构造

心壁由心内膜、心肌层和心外膜组成，它们分别与血管的 3 层膜相对应。心肌层是构成心壁的主要部分。

1. 心内膜   是被覆于心腔内面的一层光滑的膜，心的各瓣膜是由心内膜折叠构成。心的瓣膜是类风湿疾病易侵犯的部位，可使瓣膜变形、粘连等，在心脏收缩或舒张时可

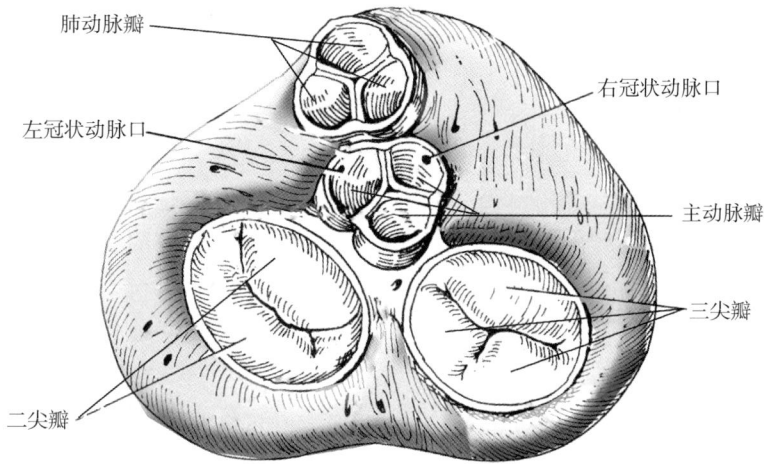

图 3 - 6　左心房和左心室内腔（左前外侧）

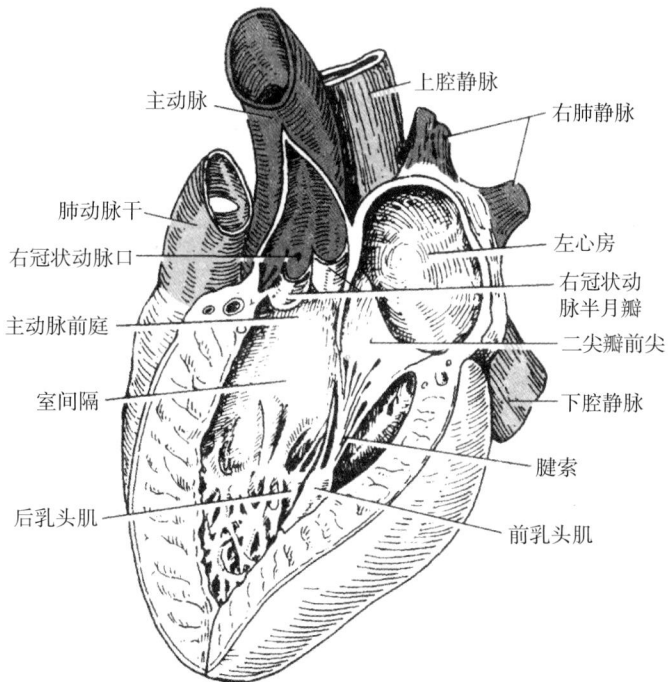

图 3 - 7　心的瓣膜上面观（心的横切面）

引起瓣膜闭锁不全、瓣膜狭窄，导致心功能异常。

2. **心肌膜**　包括心房肌和心室肌两部分。心肌膜主要由心肌纤维构成。心房肌较薄，心室肌很厚，大致可分内纵、中环、外斜三层。心房肌和心室肌之间有心骨骼，心骨骼由致密结缔组织形成，它构成心的支架，心房肌和心室肌附着于心骨骼，因此二者不连续。

3. **心外膜**　是心包膜的脏层，其结构为浆膜，由表面的间皮和深面的薄层结缔组织组成。

（五）心的血管

1. **心的动脉**　心壁的营养由左、右冠状动脉供应，它们均起自升主动脉起始部。

（1）左冠状动脉：自升主动脉起始部的左侧发出，经左心耳与肺动脉干起始部之间左行，立即分为前室间支和旋支（左旋支）。前室间支沿前室间沟下行，末梢多数绕过心尖右侧，止于后室间沟，主要分布于左心室前壁、右心室前壁一小部分及室间隔的前2/3。旋支沿左侧冠状沟走行，绕心左缘至左心室膈面，主要分布于左心房、左心室前壁、左心室侧壁和左心室后壁。（图3－2，3－3）

（2）右冠状动脉：起自升主动脉起始部的右侧，经右心耳与肺动脉干起始部之间沿冠状沟右行，至冠状沟后部分为两支：一支较粗，沿后室间沟下行为后室间支，与前室间支吻合。另一支较细，继续左行，分布于左心室后壁。右冠状动脉分支分布到右心房、右心室、室间隔后1/3和左心室后壁的一部分，还分布到心的传导系统窦房结和房室结（图3－2，3－3）。

2. **心的静脉**　心壁内的毛细血管汇合成静脉网，心壁各部的静脉网汇合成心小静脉、心中静脉、心大静脉，注入冠状窦，冠状窦位于心膈面左心房与左心室之间的冠状沟内，末端注入右心房形成冠状窦口。（图3－3，3－4）

二、心脏的组织结构

心脏能够有规律地收缩，收缩主要由心肌完成，规律的调节由心脏特殊传导系统完成。心壁自内向外由心内膜、心肌膜和心外膜三层构成。心脏特殊传导系统由特殊的心肌纤维构成，这种特殊的心肌纤维分为三种类型，即起搏细胞、移行细胞和浦肯野纤维，构成窦房结、房室结、房室束及其分支，分布于心壁内。

1. **肉眼观察**　较厚部分为心室，较薄处为心房。染色较深的一面组织为心内膜，染色较浅的一面组织为心外膜。

2. **光镜下观察**

（1）低倍镜：心房壁薄（图3－8A），重点观察心室壁结构：

1）心内膜位于腔面，较薄。

2）心肌膜较厚，染色深，由大量心肌纤维组成。因排列方向不同，故有横切面、纵切面、斜切面。

3）心外膜在心肌膜外，染色较浅。

4）心瓣膜表面衬有一层内皮，内部为致密结缔组织（图3－8B）。

（2）高倍镜

1）心内膜：位于心壁的最内层，紧贴腔面为内皮，外方为致密结缔组织构成的内皮下层，再外方为疏松结缔组织构成的心内膜下层，故内皮下层与心内膜下层界限不清，但心室的心内膜下层内可见不同切面的浦肯野纤维。高倍镜下与心肌纤维相比短而粗，胞质染色浅，核大，位于中央，1~2个。

2）心肌膜：较厚，可见不同切面的心肌纤维。

3）心外膜：为浆膜，由疏松结缔组织和间皮构成，间皮在切片制作过程中可脱落，结缔组织中有血管、神经和脂肪细胞。

4）心瓣膜：心内膜向心腔内突出形成的片状结构，表面是内皮，内部为致密结缔组织（图3-8C）。

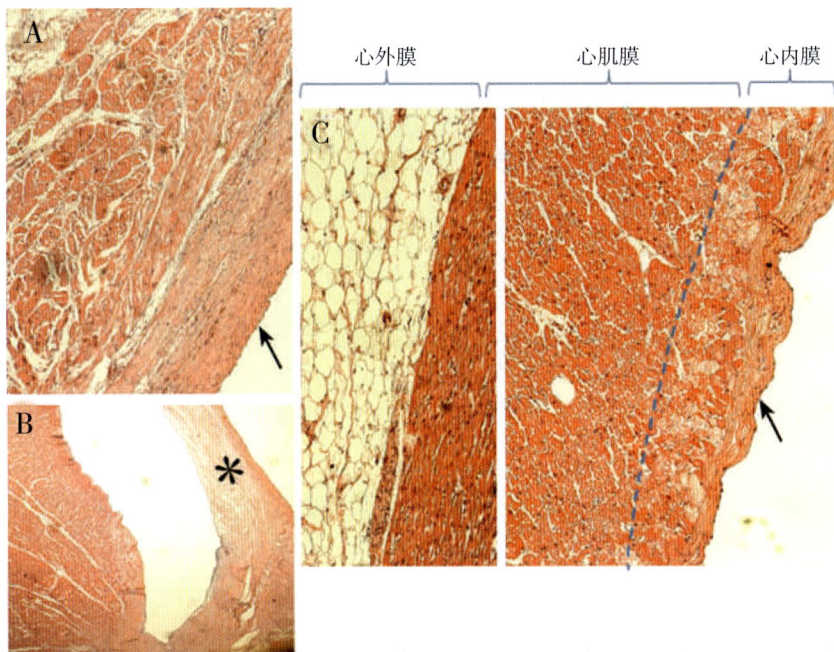

图3-8 心脏结构（低倍镜，← 内皮，*心瓣膜）

三、风湿性心脏病及亚急性感染性心内膜炎

风湿病是累及全身结缔组织的超敏反应性疾病，可波及心脏、关节、皮肤、浆膜、血管和脑等，其中以心脏病变最为严重。风湿性心脏病在急性期可表现为风湿性心内膜炎、风湿性心肌炎和风湿性心外膜炎。反复发生的风湿性心内膜炎可导致慢性心瓣膜病。在风湿性心内膜炎的基础上，可发生亚急性感染性心内膜炎。

1. 大体观察

（1）风湿性心内膜炎：最常侵犯二尖瓣，在瓣膜的闭锁缘、迎血流面可见多个粟粒大小的疣状赘生物，呈灰白色，有光泽（图3-9）。瓣膜上反复形成疣状赘生物，赘生物机化后形成瘢痕，瓣膜和腱索逐渐发生纤维化。

（2）风湿性心外膜炎：大量纤维素渗出至心包腔，心脏表面可见多量纤维素，可导致心包脏层和壁层粘连（图3-10）。

2. 光镜下观察

（1）风湿性心内膜炎：瓣膜增厚，在瓣膜的一侧可见边界清楚的粉色无结构团块。

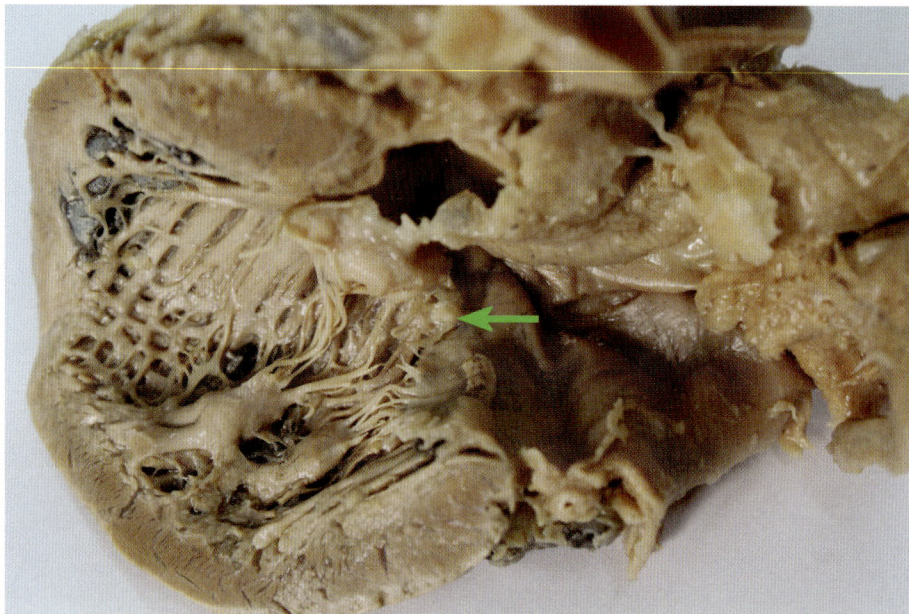

图 3 - 9　风湿性心内膜炎

(← 赘生物)

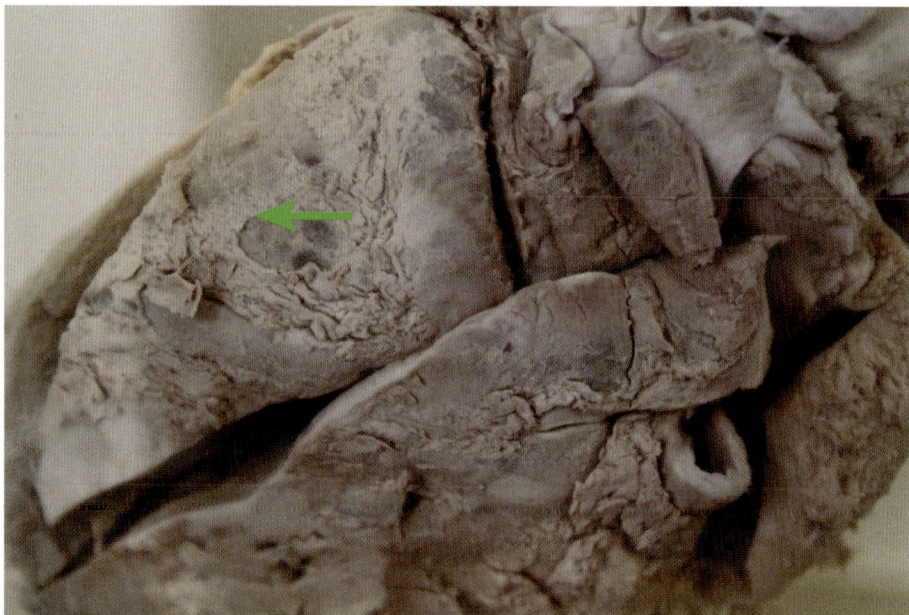

图 3 - 10　风湿性心外膜炎（绒毛心）

(← 渗出的纤维素)

粉红色团块中主要是无结构的纤维素，有少量中性粒细胞。

　　联系：与大体观察到的病变有何关联？这样的病理变化可引起什么样的临床表现？

　　（2）风湿性心肌炎：①低倍镜：先辨认出心肌，在心肌间质、小血管周围可见多量梭形结构，内有较多细胞，此为风湿小体。②高倍镜：风湿小体呈梭形，中心为为红染无结构絮状物（纤维素样坏死），周围有风湿细胞（Aschoff 细胞）增生和少量淋巴细胞、单核细胞浸润。风湿细胞胞质丰富，略呈嗜碱性，单核或多核，核大呈空泡状，染色质集中于胞核中央，纵切面染色质如毛虫状，横切面如枭眼状。（图 3-11）

联系：风湿小体的形成对心脏的功能有何影响？可导致何种临床表现？

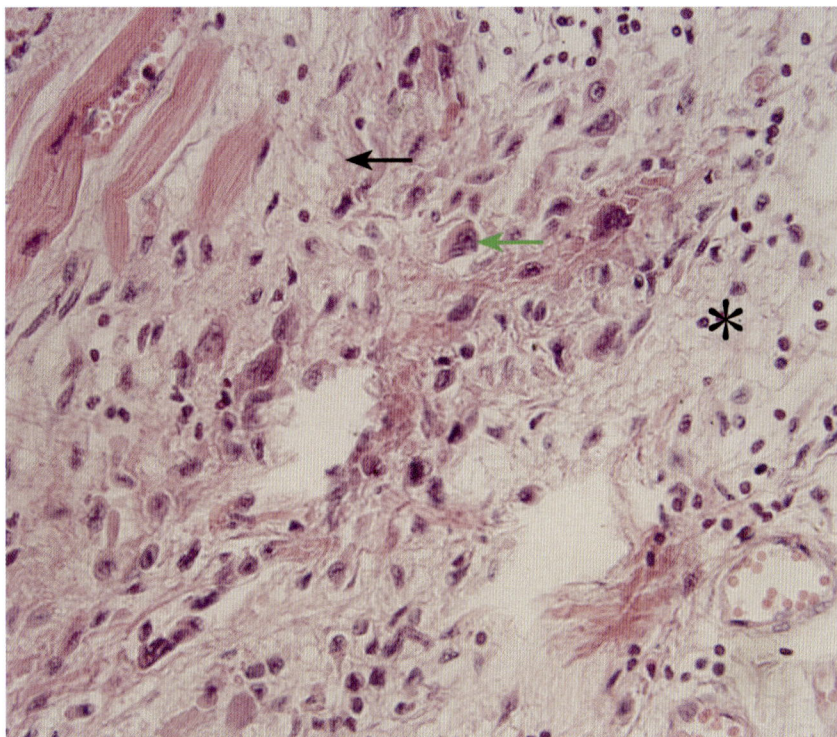

图 3-11　风湿小体
（高倍镜，← 纤维素样坏死，← 风湿细胞，* 淋巴细胞）

（3）纤维素性心外膜炎：①低倍镜：心外膜表面有粉红色带状物，呈粗细不匀的网状，此为纤维素渗出物。心外膜下血管扩张充血，有多种炎细胞浸润。②高倍镜：纤维素渗出物呈粉红色网状、团块状，其间有少量中性粒细胞、单核细胞。其下有肉芽组织，可见多量毛细血管、成纤维细胞和多种炎细胞。（图 3-12）

（4）亚急性细菌性心内膜炎：①低倍镜：赘生物较大，呈粉红色，其间有淡蓝色的团块。②高倍镜：淡蓝团块呈颗粒状，此为菌团。在瓣膜和赘生物交界处，可见大量淋巴细胞、单核细胞和中性粒细胞，有时可见 Aschoff 细胞。（图 3-13）

联系：与风湿性心内膜炎有何联系和区别？

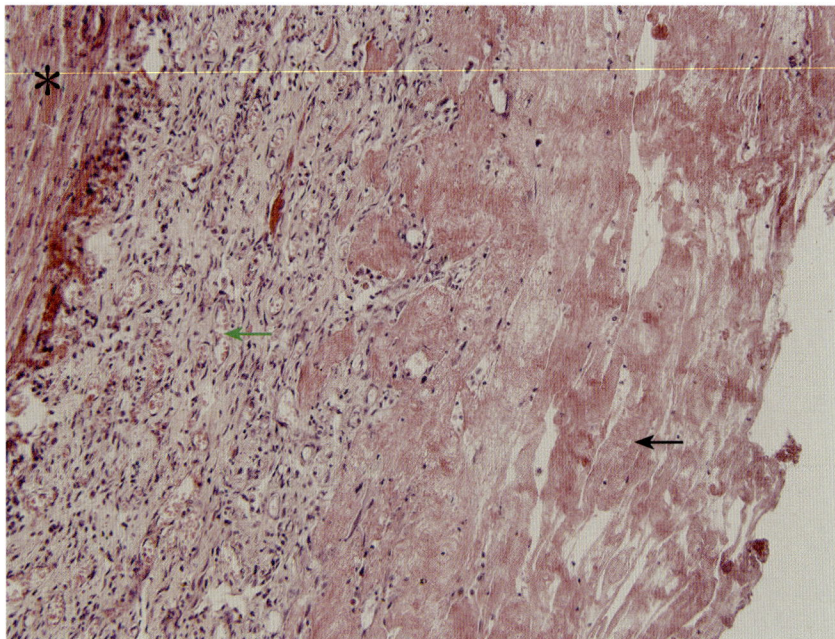

图 3 - 12　纤维素性心外膜炎
（高倍镜，← 纤维素渗出物，← 肉芽组织，＊心肌细胞）

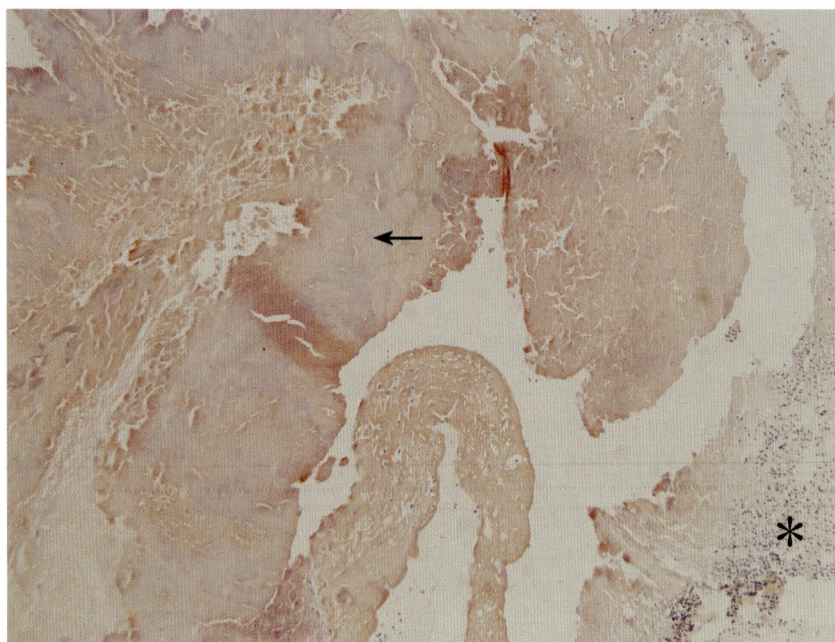

图 3 - 13　亚急性细菌性心内膜炎的赘生物
（低倍镜，← 细菌菌团，＊淋巴细胞）

第二节　血管的正常结构与疾病

一、血管的解剖结构

人体全身的血管与心相连，根据功能共分为三个部分，即引导血液出心的动脉、与组织细胞进行物质交换的毛细血管及引导血液回心的静脉。肉眼主要观察全身主要的大动脉、中动脉和大静脉的位置和形态。

（一）动脉

动脉按管径粗细主要分为大动脉、中动脉和小动脉 3 种，其管壁较厚。按血液循环的路径分为体循环（大循环）的动脉和肺循环（小循环）的动脉两部分。体循环的动脉由左心室发出的主动脉及各级分支组成，输送动脉血；肺循环的动脉由右心室发出的肺动脉干及其分支组成，输送静脉血。

1. 肺循环的动脉　肺动脉干起自右心室肺动脉口，短而粗。经升主动脉前方向左后方斜行，至主动脉弓的下方分为左、右肺动脉，经肺门进入肺内。

2. 体循环的动脉　主动脉是体循环的动脉主干，由左心室发出，根据其行程可分为升主动脉、主动脉弓和降主动脉三部分（图 3 – 14，3 – 15）。

升主动脉起自左心室的主动脉口，向右前上方斜行，续于主动脉弓。

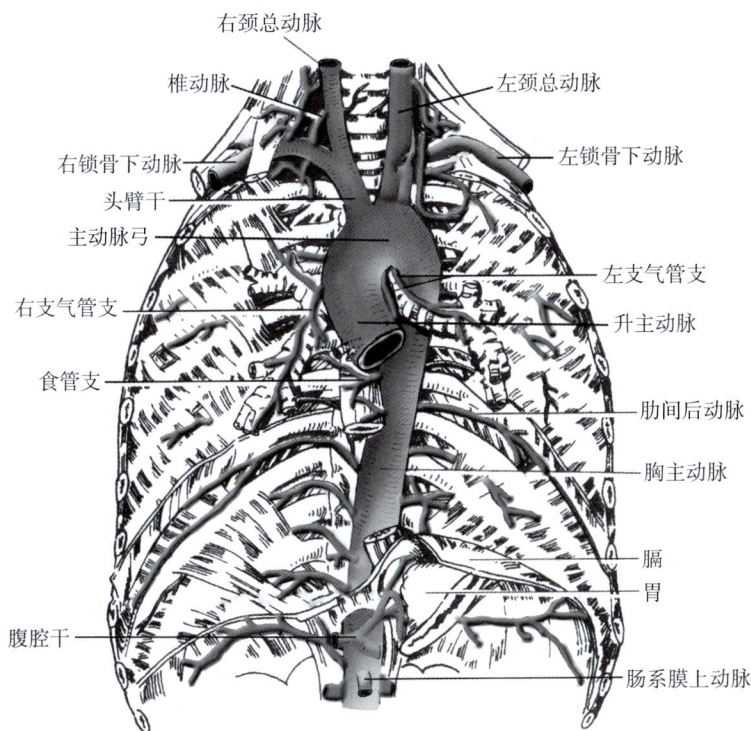

图 3 – 14　主动脉及其分支

主动脉弓接升主动脉，于胸骨柄的后方作弓状弯向左后方，移行于降主动脉。自主动脉弓上发出3个大的分支（图3-14），自右向左依次为头臂干、左颈总动脉和左锁骨下动脉。头臂干向右上方斜行，又分为右颈总动脉和右锁骨下动脉。

降主动脉为主动脉最长的一段，上接主动脉弓，沿胸椎体前面下降穿过膈的主动脉裂孔进入腹腔，继续沿腰椎前面下降，到第4腰椎体处分为左、右髂总动脉。降主动脉以膈的主动脉裂孔为界，分为以上的胸主动脉和以下的腹主动脉。（图3-15）

由主动脉发出的动脉分支，分布至身体各部。

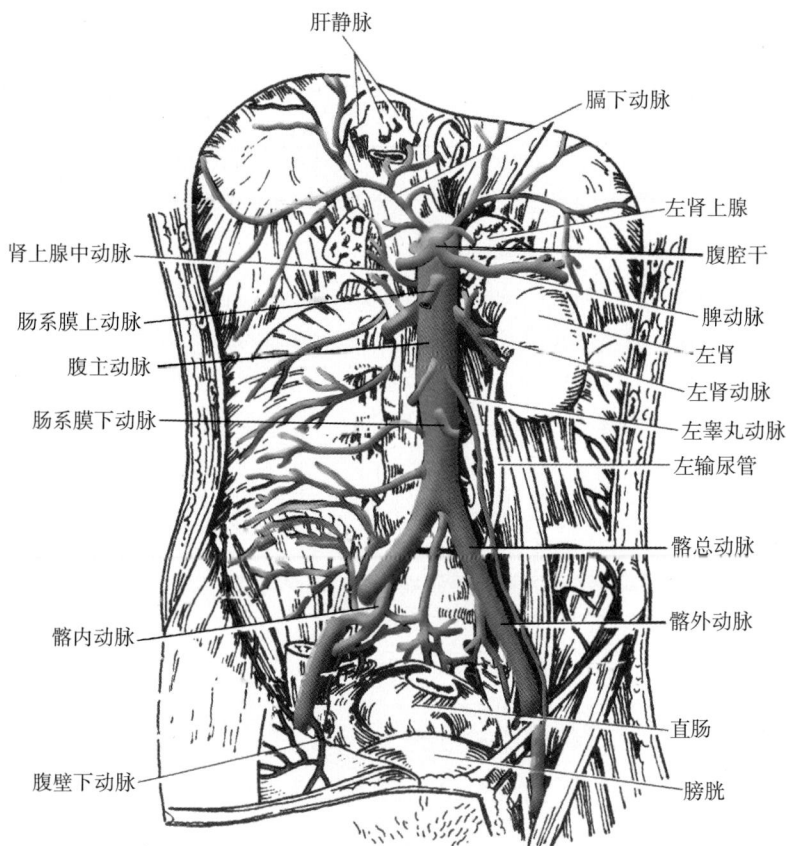

图3-15 腹主动脉及其分支

（二）静脉

静脉是运送血液回心的血管。小静脉由毛细血管汇合而成，在向心性回流过程中不断接受属支，逐渐汇合成中静脉、大静脉，最后注入心房。全身的静脉依收纳血液回流到心的途径，分为肺循环的静脉和体循环的静脉。与相应的动脉比较，静脉管壁薄，管腔大，弹性小，血容量较大。

1. **肺循环的静脉** 由来自两肺的肺静脉组成。左、右肺静脉共有4条，分别为左上肺静脉、左下肺静脉、右上肺静脉和右下肺静脉。肺静脉起自肺门，注入左心房。（图3-3）

2. **体循环的静脉** 分为上腔静脉系、下腔静脉系和心静脉系。

（1）上腔静脉系：由上腔静脉及其属支组成（图3-16）。上腔静脉主要由左、右头臂静脉汇合而成，沿升主动脉右侧下行，注入右心房。左、右头臂静脉分别由同侧的颈内静脉和锁骨下静脉在胸锁关节后方汇合而成。上腔静脉收纳来自头颈部、上肢和胸部的静脉血。

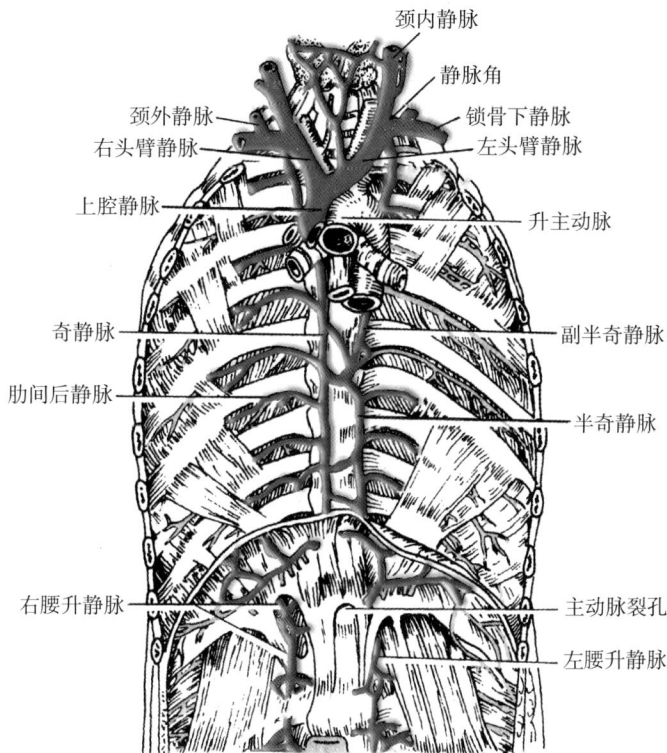

图3-16 上腔静脉及其属支

（2）下腔静脉系：由下腔静脉及其属支组成（图3-17）。下腔静脉是人体最大的静脉，由左、右髂总静脉汇合而成，沿腹主动脉的右侧上升，经肝的后方，穿膈的腔静脉孔进入胸腔，再注入右心房。左、右髂总静脉分别由同侧的髂外静脉和髂内静脉汇集而成。下腔静脉收集下肢、盆部和腹部的静脉血。

在下腔静脉系，除了一般的静脉外，还有特殊的功能静脉回流体系——肝门静脉系。肝门静脉是一条短粗的静脉干，由肠系膜上静脉和脾静脉汇合而成（图3-18）。经肝门入肝，在肝内，门静脉逐渐分支至肝毛细血管（肝血窦），在此门静脉（含静脉血）的血和肝动脉血混合。由肝毛细血管再汇合成2~3支肝静脉，注入下腔静脉。肝门静脉收集食管腹腔段、胃、小肠、大肠（到直肠上部）、胆、胰和脾的静脉血。临床上肝硬化可致门静脉高压，此时侧支循环的血液可经过食管静脉丛和直肠静脉丛回流，这两个静脉丛的破裂可导致呕血或便血。

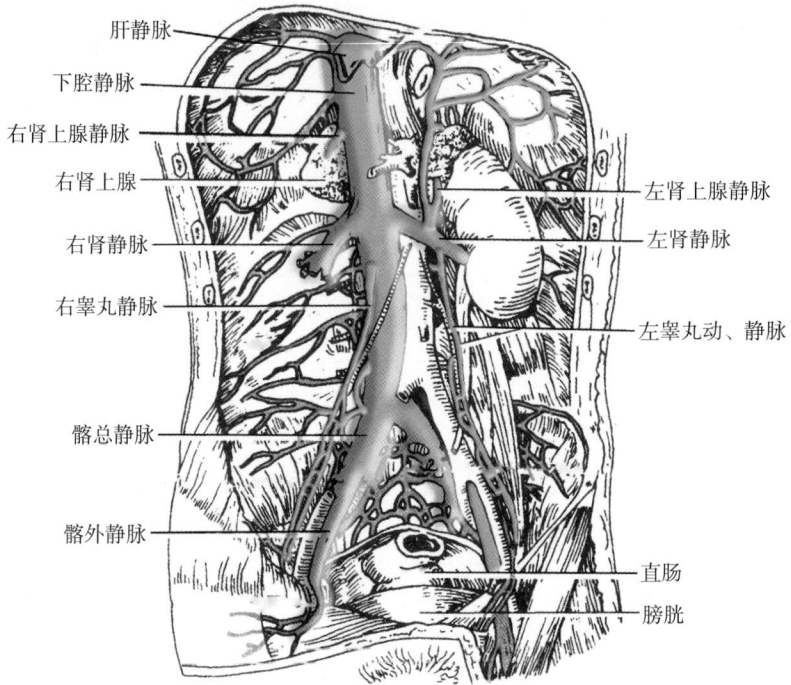

图 3 - 17　下腔静脉及其属支

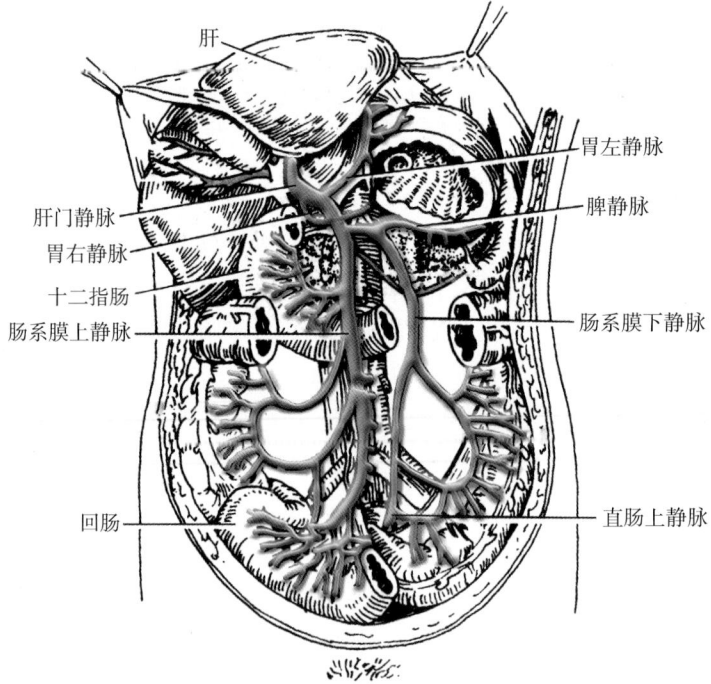

图 3 - 18　门静脉系

二、血管的组织结构

动脉根据管径的大小分为大、中、小三级，管径和管壁结构是渐变的，没有明确的界限。一般认为主动脉、肺动脉、头臂干、颈总动脉、锁骨下动脉、髂总动脉属于大动脉；除此之外，解剖学上有名称的动脉属于中动脉；管径在 0.3 ~ 1mm 之间的为小动脉。

动脉管壁一般分为内膜、中膜和外膜三层。①内膜：最薄，由内皮和内皮下层组成。有的动脉（如中动脉）在内皮下层外方有一层内弹性膜：位于内膜和中膜之间的一条波浪状走行的粉红色线，作为内膜和中膜的分界。②中膜：不同厚度的动脉其结构成分差异较大，大动脉主要由弹性膜和弹性纤维构成，弹性膜为红色波浪状结构，故大动脉又名弹性动脉；中动脉和小动脉主要由平滑肌构成，故为肌性动脉。③外膜：由疏松结缔组织构成，在较大的血管，常含小的营养血管和神经等。有的动脉（如中动脉）在中膜和外膜之间可见多层外弹性膜，呈连续且波浪状走行的粉红色线，作为外膜和中膜的分界。

静脉根据管径的大小分为大、中、小三级，中、小静脉常与相应的动脉伴行。与动脉相比静脉有如下特点：数量多，管径大，管壁薄，弹性小，管腔不规则。管壁大致也由内膜、中膜和外膜组成。无内、外弹性膜，故三层界限不清。外膜通常比中膜厚。

（一）中动脉和中静脉

1. 肉眼观察　有两个血管的横切面，腔圆壁厚的为动脉，腔大壁薄的为静脉。

2. 光镜下观察

（1）低倍镜：先观察中等动脉，从管腔面开始逐层向外观察，其管壁可分三层膜。

1）内膜：很薄，在内膜与中膜之间有一条波纹状走行、红染的线状结构，此即内弹性膜。

2）中膜：最厚，主要由环行排列的多层平滑肌纤维组成。

3）外膜：较厚，主要由染色较深的结缔组织构成。与周围的疏松结缔组织没有明显界限。（图 3 - 19）

（2）高倍镜

1）中动脉：①内膜：可分为三层。内皮层，由单层扁平上皮构成，核扁圆形，向腔内突出，细胞质看不清；内皮下层，含少量疏松结缔组织；内皮下层的深面常见呈波浪状薄膜结构，折光性强，构造均匀，呈粉红色，称内弹性膜，可作为鉴别中小动脉的特征之一。因内皮下层很薄，加上制片过程中组织收缩，内弹性膜常紧贴在内皮内侧（图 3 - 19）。②中膜：平滑肌纤维，肌纤维界限不清，可根据肌细胞核的特点辨认，从肌纤维呈长杆状的核可看出中膜平滑肌纤维为环绕管壁排列；弹性纤维，红染，折光性也较强，散在分布于平滑肌纤维之间，多呈弯曲状。此处的弹性纤维较细，须将视野光线调暗才易见到。③外膜：主要由疏松结缔组织组成，其中含营养性小血管及神经、淋巴管等。有的外膜与中膜交界处由密集的弹性纤维构成外弹性膜结构，但不如内弹性膜明显。

2）中静脉：观察时与中动脉作对比观察。①内膜：内皮细胞与中等动脉相同，内

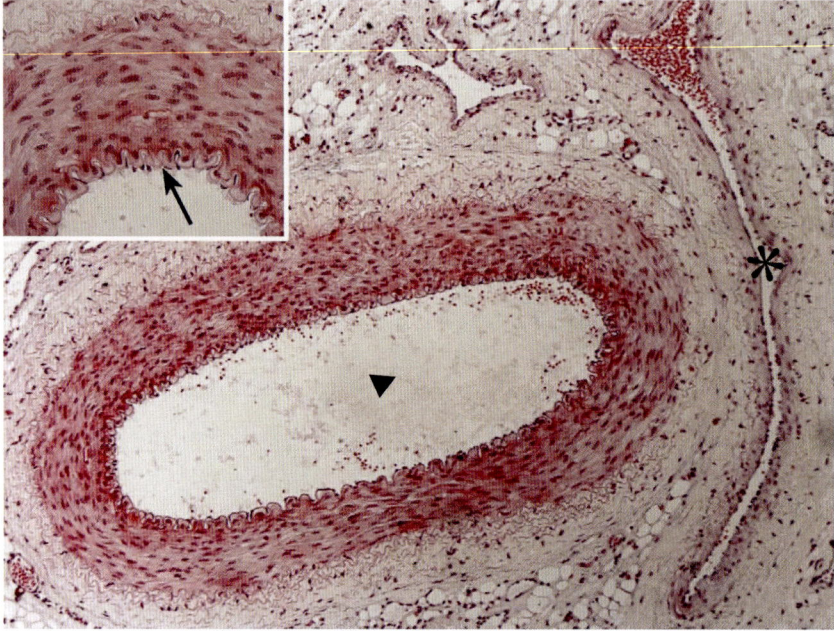

图 3-19　中动静脉（▲中动脉，＊中静脉，←内弹性膜）

皮下层少，无内弹性膜。②中膜：平滑肌纤维多层，但不及中动脉多，且排列较松散，大部分为环形排列，小部分呈纵行排列。平滑肌纤维间含结缔组织较多。③外膜：相对较中动脉的外膜厚。由结缔组织构成，不见外弹性膜。其中偶见散在的纵行平滑肌束。

（二）大动脉和大静脉

1. 大动脉

（1）肉眼观察：边缘较平整的一面为腔面，另一面为大动脉壁外侧面。

（2）光镜下观察

1）低倍镜：内、中、外三层结构分界不明显。只见多层红染折光性强的弹性膜，在外膜内有小动脉。

2）高倍镜：内皮和内皮下层可分清，主要为多层弹性膜，管壁三层结构之间的分界不清，这是因为中膜是由大量弹性膜组成，与内膜的内弹性膜以及外膜的外弹性膜相互连续之故。弹性膜间有少量平滑肌纤维。可在外膜内见到小动脉和小静脉。

2. 大静脉　内膜很薄；中膜不发达，少量环形平滑肌排列疏松或缺如；外膜很厚，由疏松结缔组织构成，有很多纵行的平滑肌束。

（三）小动脉和小静脉

1. 小动脉　管径 0.3~1mm 的动脉称小动脉，是中动脉的分支。典型的小动脉管壁有完整的三层结构，内弹性膜明显，中膜平滑肌减少（若干层不等），外膜结缔组织层的厚度与中膜相近。

2. 小静脉　管径在 0.2~1mm 的静脉称小静脉，由内皮和 1~4 层疏散的平滑肌和少量结缔组织构成。

（四）微动脉和微静脉

1. 微动脉 管径小于0.3mm的动脉称微动脉。光镜下，微动脉内弹性膜不明显或消失，中膜平滑肌仅有1~2层，外膜较薄，因此微动脉血管壁三层结构不明显。

小动脉和微动脉通过收缩、舒张，可以调节组织和器官的血流量，对组织、细胞的营养供应和代谢产物的排出起到重要的作用。

2. 微静脉 管径在50~200μm的静脉称微静脉，管腔大且不规则，管壁内皮细胞外的平滑肌不连续，管径达200μm时可形成完整的一层平滑肌。

（五）微循环

微循环指微动脉到微静脉之间的血液循环，是血液循环的基本功能单位。典型的微循环血管包括以下几部分：微动脉、后微动脉、真毛细血管、直捷通路、动静脉吻合、后微静脉和微静脉等。其中，微动脉是调控微循环血流量的总闸门；后微动脉是控制微循环的分闸门；真毛细血管是进行物质交换的主要部位；微静脉则参与淋巴细胞的再循环，是淋巴细胞进出淋巴组织的通道。

三、血管疾病

（一）高血压病

高血压无明确病因，以动脉血压稳定升高为主要表现，是一种常见病。高血压主要引起全身细、小动脉硬化，晚期可导致心、脑、肾等重要器官的损害。

1. 大体观察

（1）高血压性心脏病：心脏体积增大，左心室壁增厚。

（2）细动脉硬化性固缩肾：肾脏体积缩小，表面不平，有细颗粒。切面皮质明显变薄。（图3-20）

（3）脑出血：大脑切面可见大片黑色的出血区域，出血破入侧脑室。（图3-21）

2. 光镜下观察

细动脉硬化性固缩肾：

（1）低倍镜：肾小球入球动脉呈现玻璃样变性，管壁增厚，管腔狭窄。肾小球发生纤维化和玻璃样变性，其所属的肾小管萎缩消失，出现肾间质纤维化和多量淋巴细胞浸润。残存肾小球和肾小管出现代偿性肥大和扩张。

（2）高倍镜：入球动脉管壁增厚，主要是均匀红染的蛋白性物质。小动脉（弓形动脉和叶间动脉）内膜增厚，管腔狭窄。（图3-22）

联系：镜下观察到的血管病变与大体观察的心脏、肾脏和脑的病变有何联系？

（二）动脉粥样硬化

主要累及弹力型动脉和弹力肌型动脉，可引起心、脑、肾等器官的病变，对机体产生严重影响。

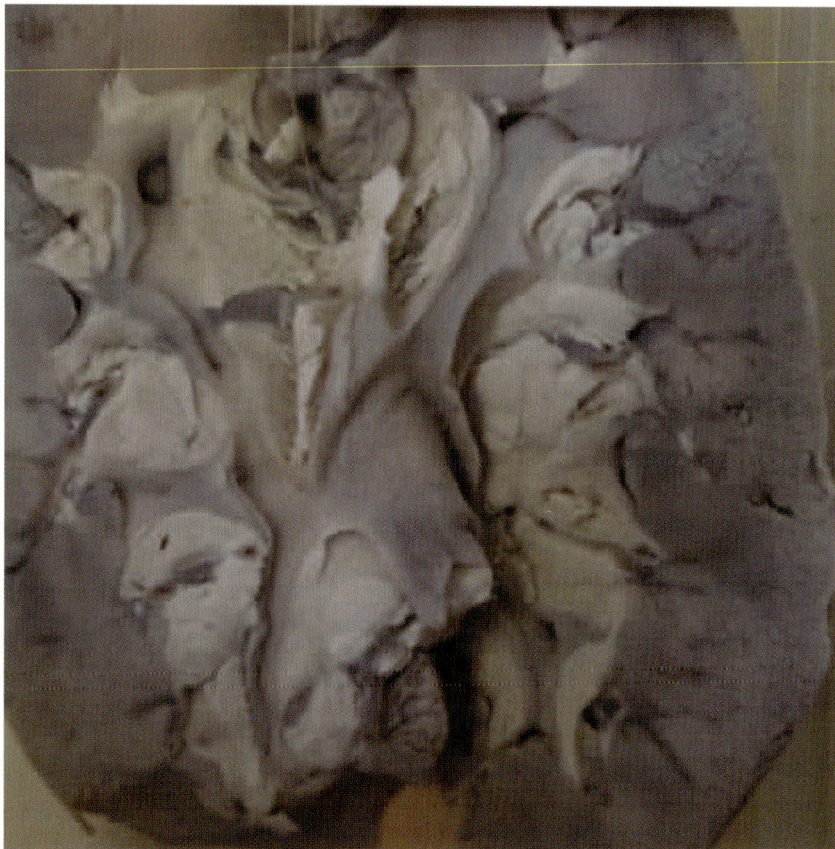

图 3 - 20　细动脉硬化性固缩肾

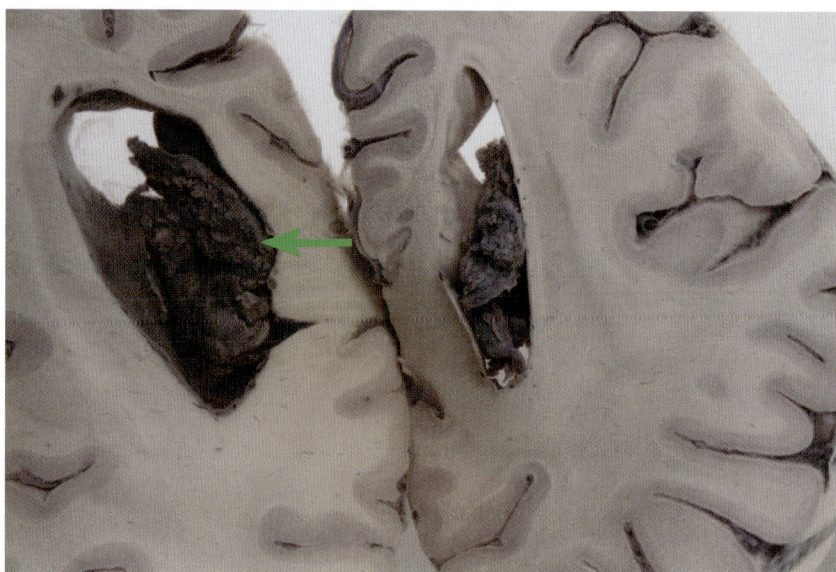

图 3 - 21　脑出血

(← 出血)

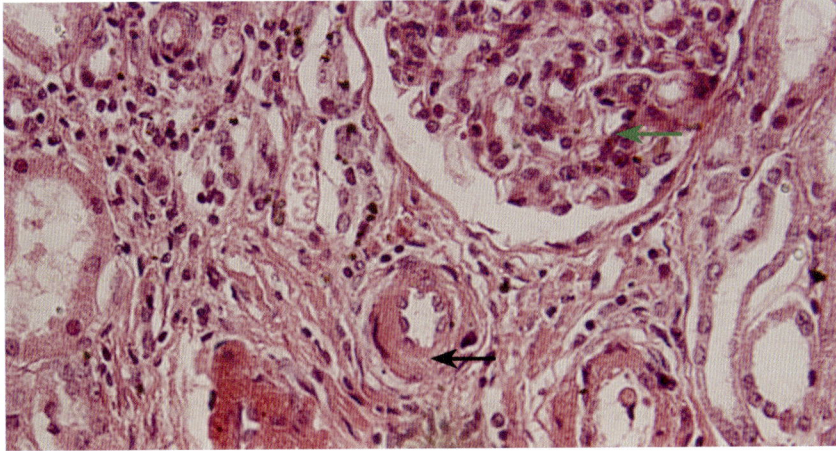

图 3 - 22 细动脉玻璃样变性

（高倍镜，← 细动脉玻璃样变性，← 肾小球）

1. 大体观察

（1）主动脉粥样硬化：主动脉内膜有散在浅黄色条纹（脂纹、脂斑），略隆起，还有灰白色明显突出的斑块（纤维斑块），有的斑块破溃，形成粥样溃疡。在动脉分支开口处，动脉粥样硬化的病变更明显。（图 3 - 23）

（2）冠状动脉粥样硬化：冠状动脉切面的管壁增厚，内膜可见灰黄色粥样斑块，向管腔隆起，导致管腔缩小。有时，在病变的冠状动脉腔内有血栓形成，可导致管腔完全阻塞。

（3）脑动脉粥样硬化：脑基底动脉粗细不匀，管壁变硬。透过动脉管壁可看到内膜上有多个黄白色粥样斑块。（图 3 - 24）

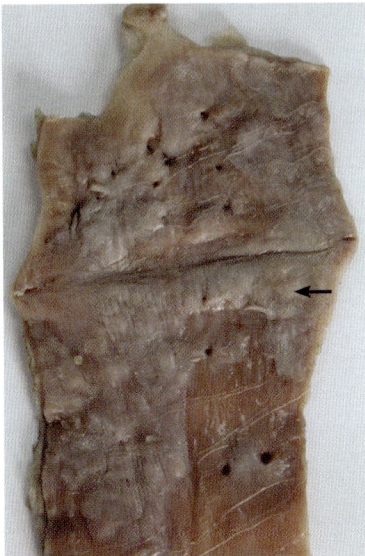

图 3 - 23 主动脉粥样硬化

（← 纤维斑块）

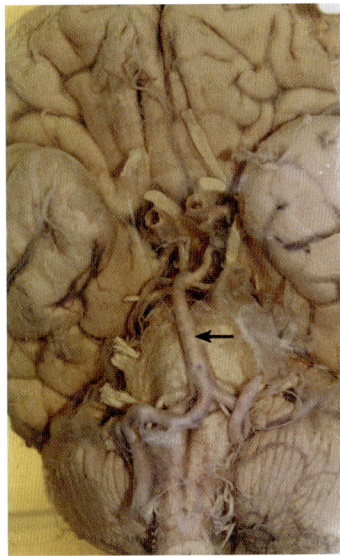

图 3 - 24 脑动脉粥样硬化

（← 黄白色粥样斑块）

2. 光镜下观察

（1）主动脉粥样硬化：①低倍镜：主动脉内膜有一处明显增厚，此为粥样硬化斑块。表层是红染的均质的结缔组织（纤维帽），其下是无结构的粥样坏死物质。坏死物质中有针形或菱形的胆固醇结晶空隙。中膜有萎缩。②高倍镜：在粥样物质的边缘有泡沫细胞，胞质丰富，呈透亮泡沫状。有少量淋巴细胞浸润。偶见坏死物内有钙盐沉积。（图3－25）

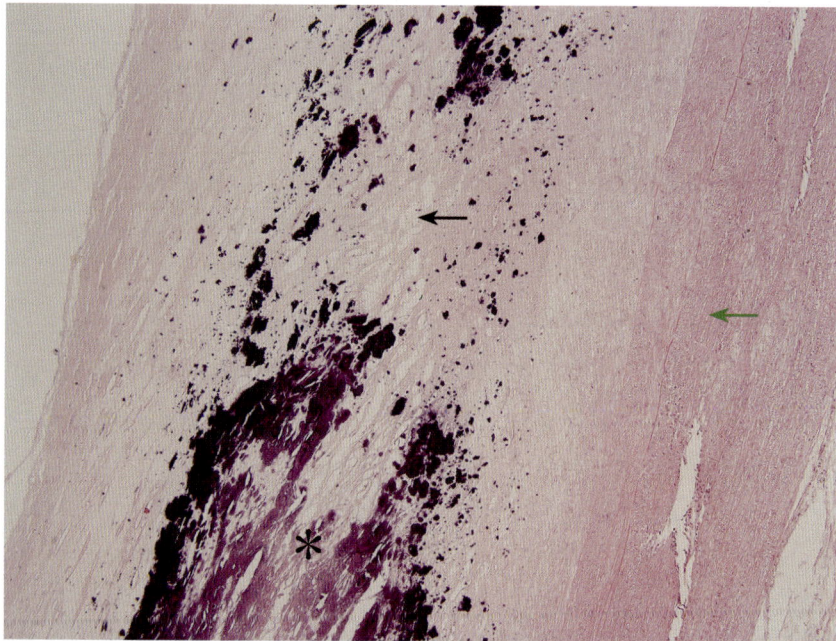

图3－25　主动脉粥样硬化

（低倍镜，← 胆固醇结晶，← 主动脉中膜，*钙化灶）

（2）冠状动脉粥样硬化：①低倍镜：可见冠状动脉一侧明显增厚，表面有纤维帽，其下有无结构的粥样斑块。②高倍镜：与主动脉粥样硬化基本相同。有时可见管腔内有血栓形成。

（3）心肌梗死：①低倍镜：在心肌组织中可见到多个梗死灶。②高倍镜：梗死的心肌细胞肿胀、断裂，肌浆嗜酸性变，肌原纤维纵纹、横纹均消失，细胞核固缩、碎裂或消失。间质水肿，有中性粒细胞浸润。部分梗死灶内仅残留网状纤维支架。（图3－26）

联系：冠状动脉的动脉粥样硬化与心肌梗死之间有何关联？

提示：通过对心脏和血管大体结构、镜下结构和病理变化的学习，初步掌握心脏和血管的正常结构及其病变特点。心脏和血管的正常结构对于实现其功能是有力的保障，当心脏和血管发生病理变化时，其功能必然受到影响，随之可出现相应的临床表现，临床医生正是通过这些临床表现做出诊断。以上内容可以为临床心血管疾病的学习奠定基础。

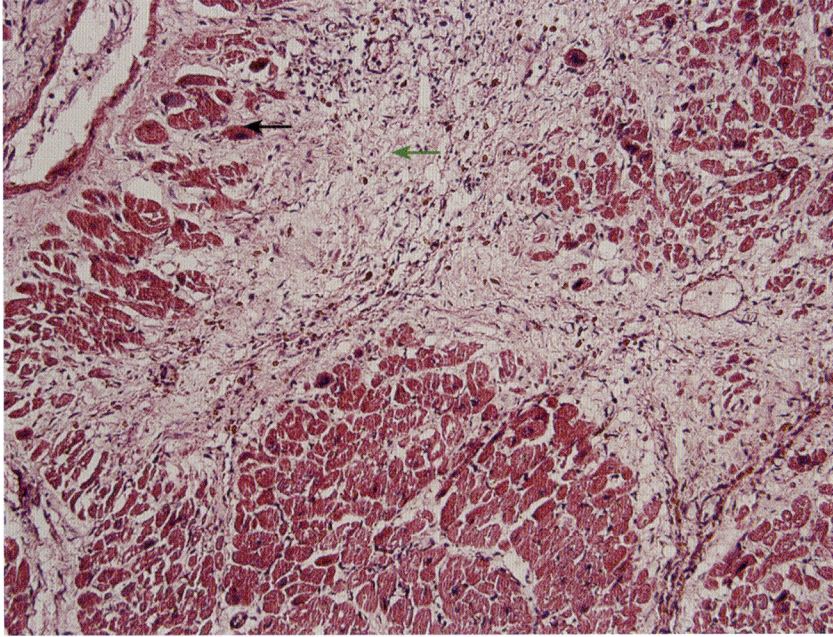

图 3 - 26　心肌梗死

（高倍镜，← 心肌细胞嗜酸性变，← 心肌细胞坏死）

第四章　呼吸系统

呼吸系统的主要器官包括鼻、咽、喉、气管、支气管和肺（图4-1），是外界空气进入人体的通道，也是机体进行气体交换的场所，通过正常的呼吸功能，为机体的各项生理活动提供充分的氧，并呼出机体代谢产生的二氧化碳。呼吸系统具有自净和免疫功能，当受到有害因素作用或自身抵抗能力下降时，可发生各种疾病。

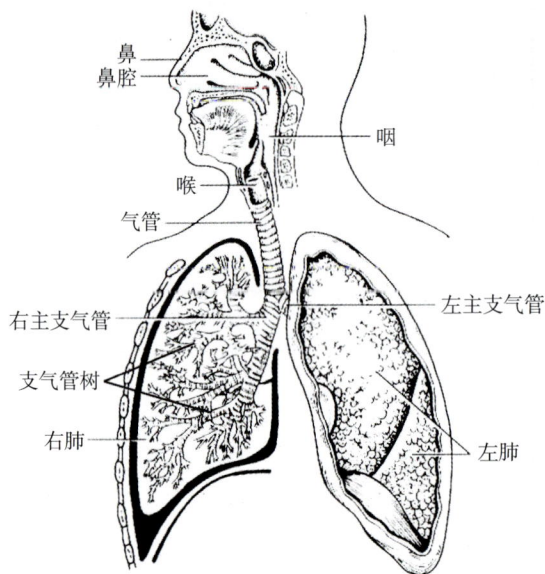

图4-1　呼吸系统

第一节　气管和支气管的正常结构

一、气管和主支气管的解剖结构

气管和主支气管是连接喉与肺的管道。其结构主要由半环状的气管软骨作支架，内覆黏膜，外盖结缔组织构成。气管软骨呈"C"形，缺口朝向后方，由平滑肌和结缔组织封闭（图4-2）。

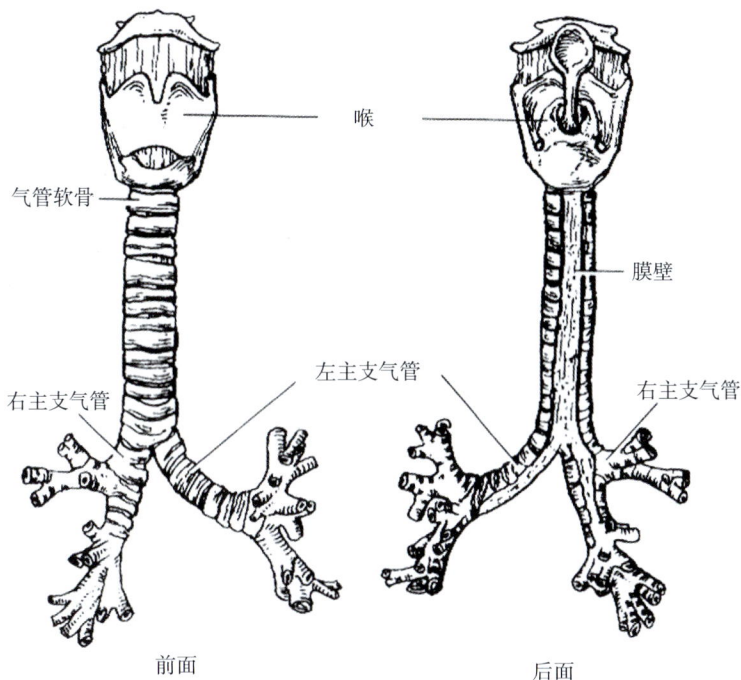

图 4-2 气管和左右主支气管

1. **气管** 气管为后壁略平的圆筒形管道，成人长 11～13cm。主要由 14～16 个气管软骨组成，上端平对第 6 颈椎下缘，与喉的环状软骨相连，向下至第 4、5 胸椎体交界处（相当胸骨角平面），分为左、右主支气管。分叉处称为气管杈。临床上气管切开术常在第 3～5 气管软骨环处施行。

2. **主支气管** 主支气管为气管杈与肺门之间的管道，左右各一（图 4-2）。左主支气管长、细，走行较水平，右主支气管短、粗，走行较垂直，故异物易落于右主支气管和右肺内。

二、气管的组织结构

1. **肉眼观察** 气管的横切面为环状，其中有被染成蓝色的"C"形气管软骨环。软骨环缺口处为气管和食管相邻的部分。

2. **光镜下观察**

（1）低倍镜

1）黏膜：①上皮：假复层纤毛柱状上皮。基膜较清楚，染成浅红色。②固有层：由细密的结缔组织组成，内有散在的淋巴组织和气管腺的导管。

2）黏膜下层：由疏松结缔组织组成，内含气管腺以及血管、神经。

3）外膜：由透明软骨和疏松结缔组织组成，在软骨环缺口处可见平滑肌纤维束，大多呈环行排列，小部分呈斜行或纵行排列。

（2）高倍镜

1）黏膜上皮层：属假复层纤毛柱状上皮，上皮基膜明显，染成粉红色，固有层由疏松结缔组织构成。

2）黏膜下层：含疏松结缔组织、大量的气管腺。

3）外膜：主要为"C"形的透明软骨环和其外方的结缔组织。

第二节　肺的正常结构

一、肺的解剖结构

肺是呼吸系统最重要的器官，也是进行气体交换的场所。幼儿新鲜肺呈淡红色，随着年龄的增长，吸入的灰尘沉积于肺内，因此成人的肺可变为暗红色，老年人的肺为蓝黑色，吸烟人的肺为棕黑色。肉眼主要观察肺的位置和形态。

1. 肺的位置　肺位于胸腔内，在膈肌的上方，纵隔的两侧，左右各一。

2. 肺的形态　左右两肺外形不同，右肺宽而短，左肺狭而长。肺呈圆锥形，包括一尖、二底、二面、三缘。（图4-3）

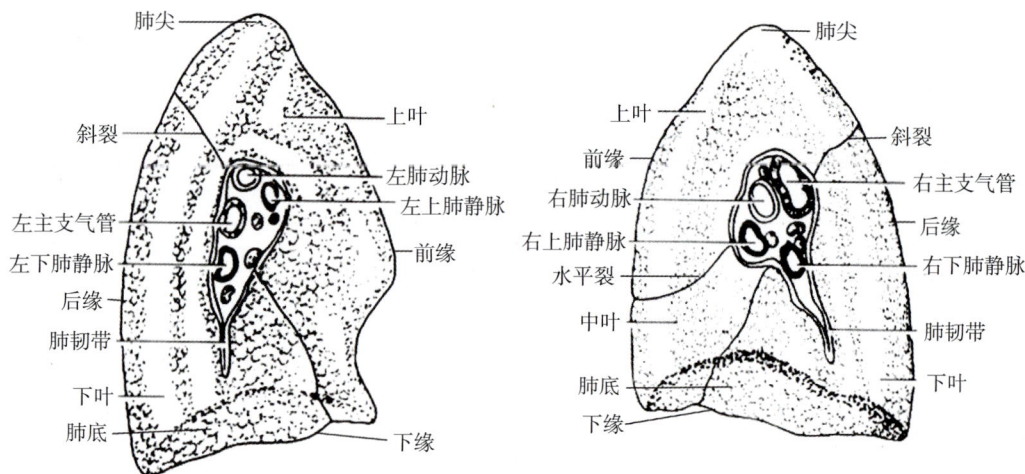

图4-3　呼吸系统

（1）肺尖：钝圆，肺尖高出锁骨内侧段上方2~3cm。

（2）肺底：略向上凹，贴膈。

（3）肺的外侧面和内侧面：外侧面又称肋面，广阔圆隆，与胸廓前、后、外侧壁的肋和肋间肌相对。内侧面又称纵隔面，对着心及大血管，此面中央凹陷为肺门，有主支气管、肺动脉、肺静脉、淋巴管及神经等出入。

（4）肺的缘：前缘锐利，为肋面与纵隔面在前方的移行处；后缘钝圆，为肋面与纵隔面在后方的移行处，位于脊柱两侧；下缘为肺底与肋面、纵隔面的移行处。

（5）左右肺的分叶：左肺有一条斜裂（叶间裂），由后上斜向前下方走行，此裂深达肺门，将左肺分为上叶和下叶。右肺除斜裂外，尚有一水平裂，它起自斜裂，水平向前。两裂将右肺分为上叶、中叶和下叶。

在肺门处左、右主支气管进入肺叶进行分支，称为肺叶支气管。肺叶支气管进入肺叶后，继续分支，称为肺段支气管。各级支气管在肺叶内反复分支形成树状，称为支气管树（图4-1）。

二、肺的组织结构

肺表面被覆浆膜，肺组织分实质和间质两部分：间质成分较少，是指肺内的结缔组织及其血管、神经、淋巴管等；实质是肺的主要成分，包括肺内支气管的各级分支及终末的大量肺泡。肺实质根据功能分为导气部和呼吸部，前者管壁上没有肺泡开口，不参与气体交换，从进入肺内的叶支气管开始，直至终末细支气管；后者管壁上有肺泡开口，逐渐增多，参与气体交换，从呼吸性细支气管直至肺泡。从主支气管进入肺门作为第1级，共形成24级分支，肺泡为第24级。

1. **肉眼观察** 为一小块海绵样组织，大部分是肺的呼吸部。其中较大的管腔是肺内较大的支气管及血管的断面。

2. **光镜下观察**

（1）低倍镜

1）寻找横切或斜切的肺内支气管，由内往外逐层辨认管壁的各层结构。管壁结构分为三层，由黏膜、黏膜下层和外膜构成。（图4-4）

2）终末细支气管管腔较小，腔面皱褶不平。

3）呼吸性细支气管、肺泡管、肺泡囊和肺泡为海绵状的组织，充满在肺的导气部之间。（图4-5）

（2）高倍镜

1）肺内支气管：具有气管三层膜的结构，但管径与管壁已经逐渐变小变薄。黏膜的假复层纤毛柱状上皮变薄，而固有层外的平滑肌纤维束则变得较明显。黏膜下层里的腺体减少。外膜中的软骨已由环状变为数块大小不等的软骨碎片。

2）终末细支气管：上皮变为单层柱状上皮，大部分上皮还有纤毛，杯状细胞已消失不见。固有层外有完整的环行平滑肌层，管壁已无腺体和软骨。（图4-4）

3）呼吸性细支气管：管壁保留终末细支气管的结构，但有少许肺泡开口，上皮为单层柱状或单层立方上皮。上皮外有少量平滑肌纤维和结缔组织。肺泡开口部分为单层扁平上皮。有时可见终末细支气管、呼吸性细支气管、肺泡管、肺泡囊及肺泡相互连贯相通的情况。

4）肺泡管：其管壁上有许多肺泡的开口，故管壁的结构很少，只存在于相邻肺泡开口之间的部分。肺泡隔末端呈球形膨大，表面覆有单层扁平或单层立方上皮，上皮下方有薄层结缔组织和少量平滑肌纤维。

5）肺泡囊：在肺泡管的末端，为数个肺泡共同开口之处。

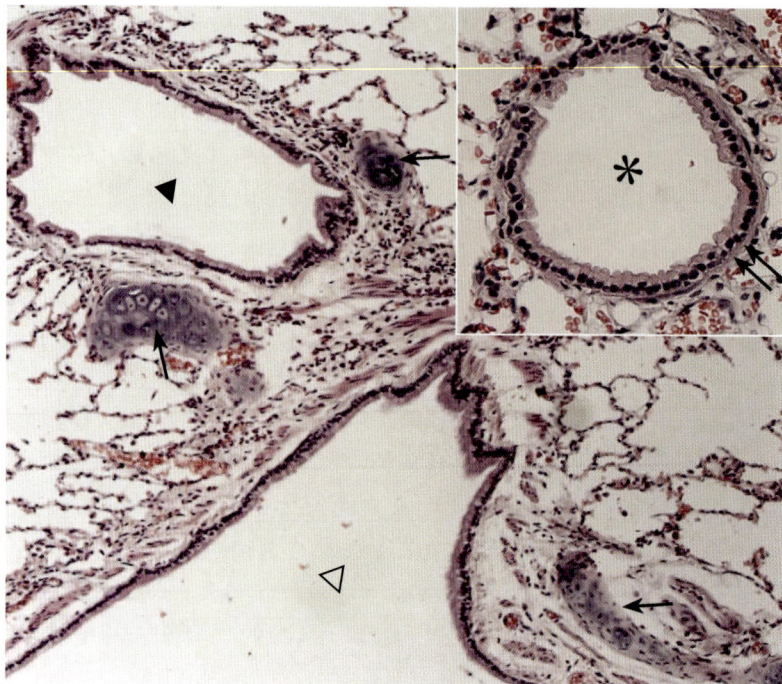

图 4 - 4　肺组织导气部

（低倍镜，小图为高倍镜，← 软骨，▲细支气管，△小支气管，＊终末细支气管，⇐平滑肌）

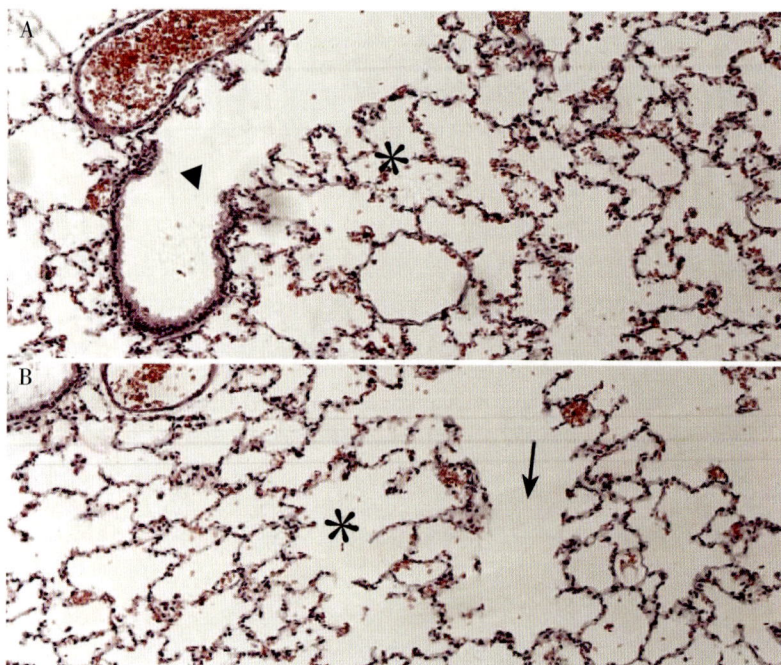

图 4 - 5　肺组织呼吸部

（低倍镜，←肺泡管，▲呼吸性细支气管，＊肺泡囊）

6）肺泡：泡状，开口于呼吸性细支气管、肺泡管和肺泡囊。相邻两肺泡壁之间的组织构成肺泡隔，其内可见含红细胞的毛细血管和染成蓝紫色的扁平细胞核，此核为Ⅰ型肺泡细胞的核或是毛细血管内皮的细胞核，两者不易分辨。Ⅱ型肺泡细胞，夹在Ⅰ型肺泡细胞之间，细胞较大，呈立方形，突向肺泡腔；核圆，着色浅；胞质浅，有时胞质内含空泡（磷脂溶解所致）。

第三节　肺和支气管的疾病

一、慢性支气管炎

慢性支气管炎是发生在支气管黏膜及其周围组织的非特异性炎症，主要表现为反复咳嗽、咳痰，病程长，反复发作，晚期可发展为慢性肺源性心脏病。

1. 大体观察

（1）慢性支气管炎：支气管腔内有较多黏液分泌物，肺组织切面较疏松。

（2）肺源性心脏病：心脏体积增大，右心肥大，右室壁增厚，右心腔显著扩张，扩张的右心室将左心室心尖区推向左后方，使心尖圆钝。

2. 光镜下观察

（1）低倍镜：部分黏膜上皮脱落，管腔内有脱落的黏膜上皮细胞和坏死物。（图4-6）

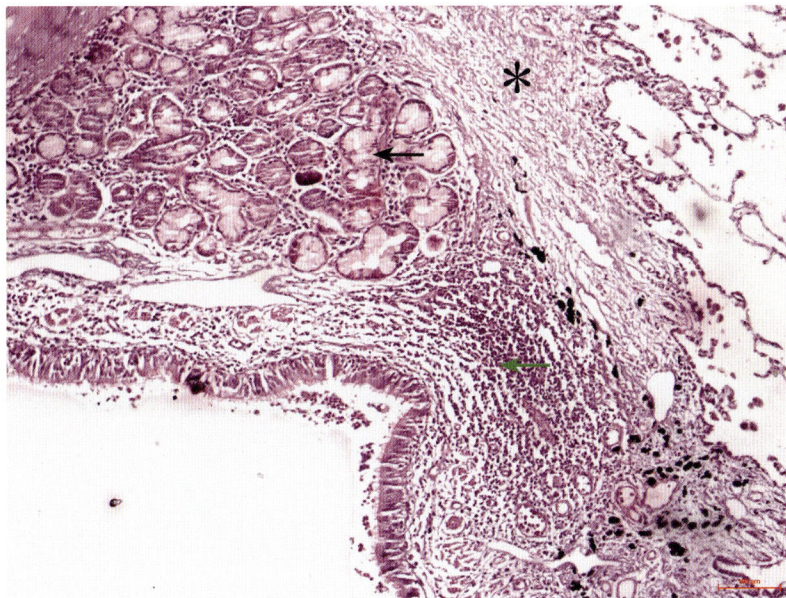

图4-6　慢性支气管炎

（低倍镜，← 黏膜下腺体肥大，← 淋巴细胞浸润，*结缔组织增生）

（2）高倍镜：纤毛柱状上皮破坏，部分脱落。杯状细胞增多，部分上皮发生鳞状上皮化生。黏膜下腺体肥大，有的发生黏液腺化生。黏膜和黏膜下层充血、水肿，可见淋巴细胞浸润。管腔内充满黏液。管壁平滑肌断裂、萎缩。外膜可见血管扩张与炎细胞浸润。

联系：镜下观察到的病变与大体表现和临床症状有何联系？慢性支气管炎如何导致肺心病？肺心病有哪些临床表现？

二、支气管扩张症

支气管扩张症多发生于肺的小支气管，其发展呈慢性经过，表现为慢性咳嗽、咳大量脓痰或反复咳血。

1. 大体观察 肺的切面可见多数空腔，此为扩张的支气管断面，呈圆柱状或囊状。支气管黏膜光滑，管腔内有脓性渗出物附着。（图4-7）

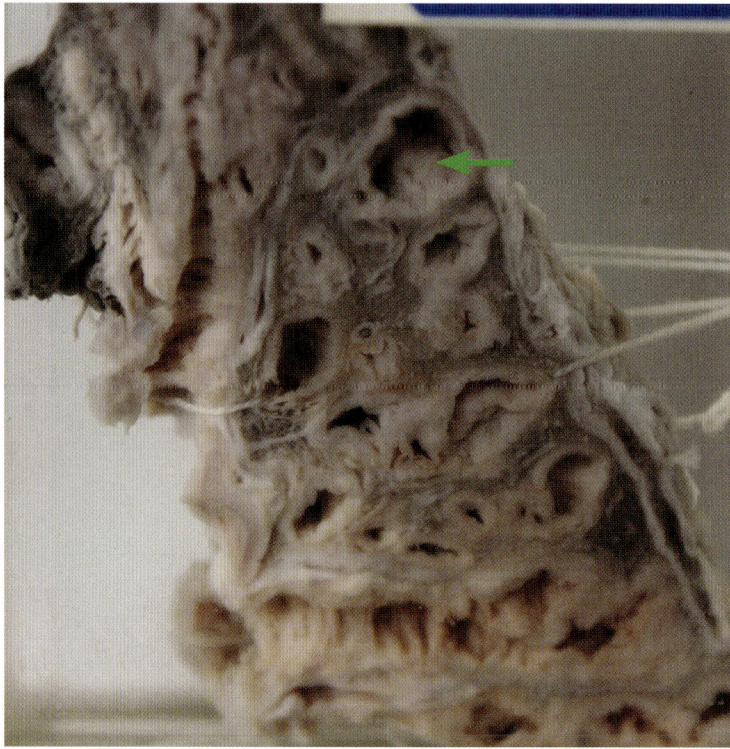

图4-7 支气管扩张症
(← 扩张的支气管)

2. 光镜下观察

（1）低倍镜：支气管极度扩张，管壁上皮细胞增生，有鳞状上皮化生。管壁充血，有炎细胞浸润。扩张的支气管周围肺组织可有肺萎陷、纤维化和肺气肿。

（2）高倍镜：支气管黏膜上皮有部分脱落，有鳞状上皮化生，管壁有肉芽组织和纤维组织增生。

三、肺气肿

肺气肿是呼吸性细支气管以远的末梢肺组织因残气量增多而呈持久性扩张，伴有肺泡间隔破坏，导致肺组织弹性减弱，容积增大。

1. 大体观察　肺体积明显增大，边缘变钝，颜色灰白，质地柔软，失去弹性。部分肺叶边缘可见有小囊泡形成。切面可见肺组织呈海绵状，有肺大泡形成。

2. 光镜下观察

（1）低倍镜：肺泡腔呈弥漫性扩张，肺泡壁变薄，部分肺泡壁断裂，相邻扩张的肺泡腔融合成较大的囊腔。（图4－8）

（2）高倍镜：肺泡壁变薄，毛细血管受压变窄，数量也明显减少。肺小动脉内膜纤维性增厚。小支气管和细支气管可见慢性炎细胞浸润。

联系：患者在临床可有什么样的体征和症状？

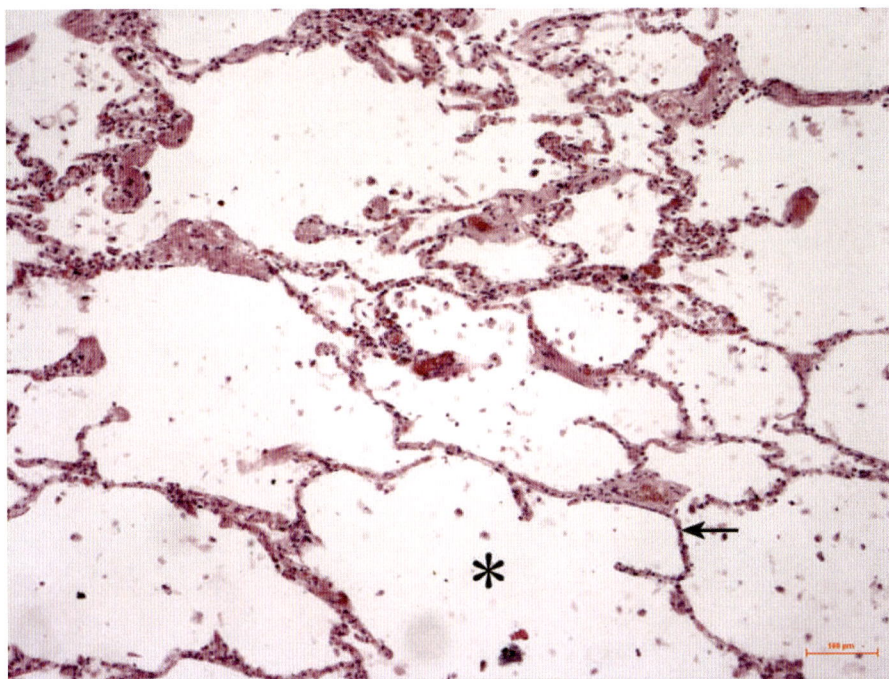

图4－8　肺气肿

（低倍镜，← 肺泡壁变薄，＊ 肺泡腔融合）

四、肺炎

（一）大叶性肺炎

主要是由肺炎链球菌引起的以肺泡纤维素性炎为主要改变的炎症性疾病，病变常累及肺大叶的全部或大部。临床起病迅速，表现有寒战、高热、胸痛、咳嗽，咳铁锈色痰是其特征性表现。

    1. 大体观察　大叶性肺炎多为单侧肺，常见于左肺或右肺的下叶，也可同时或先后发生于两个或多个肺叶。

    （1）红色肝样变期：病变肺叶肿胀，重量增加，色暗红，质地变实如肝脏。病变相应部位的胸膜有纤维素性胸膜炎。

    （2）灰色肝样变期：病变肺叶仍肿胀，颜色为灰白色，质实如肝。（图4-9）

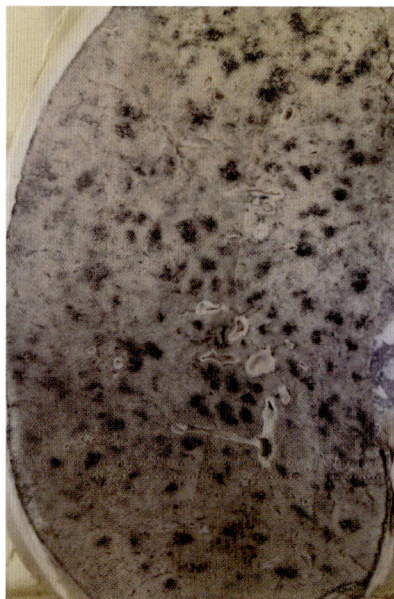

图4-9　大叶性肺炎灰色肝样变期

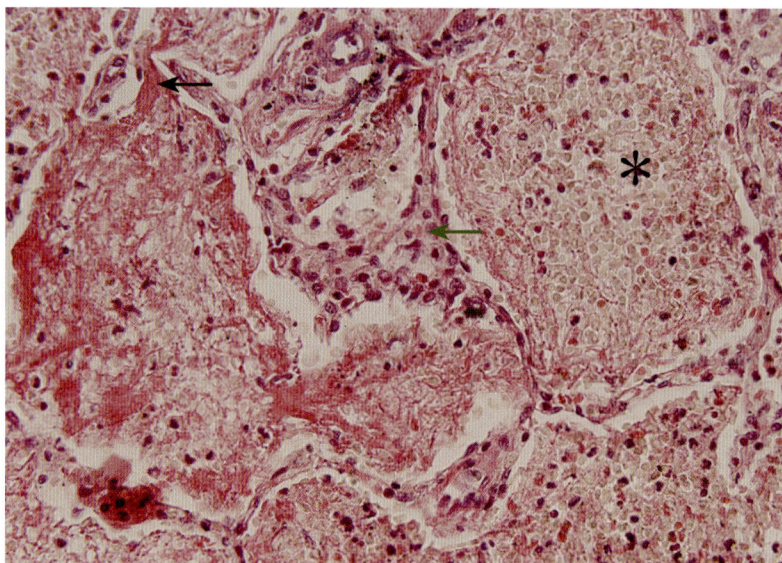

图4-10　大叶性肺炎红色肝样变期

（高倍镜，← 肺泡腔内渗出的纤维素，← 肺泡壁血管充血，＊肺泡腔内有多量红细胞）

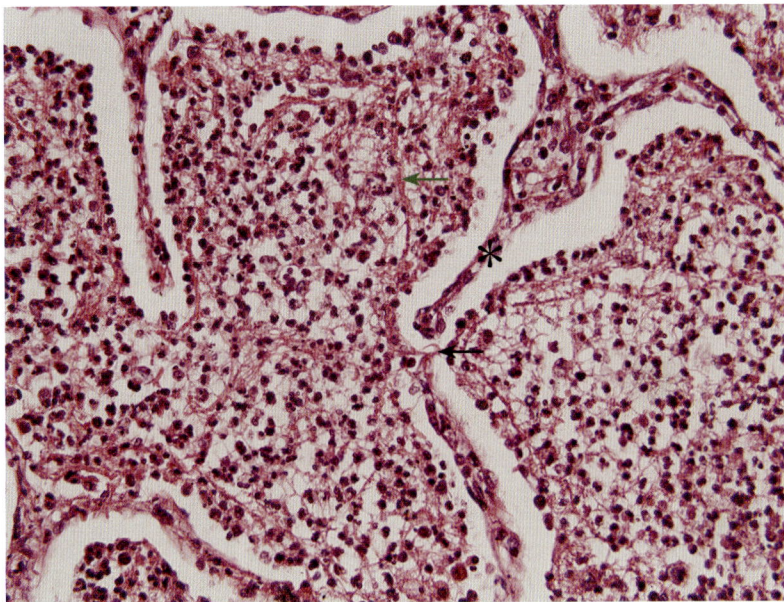

图 4-11　大叶性肺炎灰色肝样变期

（高倍镜，← 纤维素穿过肺泡孔，← 肺泡内多量中性粒细胞和纤维素，＊肺泡壁血管充血减轻）

2. 光镜下观察

（1）红色肝样变期：①低倍镜：全部肺泡均已实变，肺泡壁、肺泡腔轮廓清晰。肺泡内含有大量粉红色渗出物。②高倍镜：肺泡壁毛细血管扩张充血。肺泡腔内有大量纤维素和红细胞，也有少量中性粒细胞。（图 4-10）

（2）灰色肝样变期：①低倍镜：肺泡均已实变，腔内充满红色渗出物和炎细胞。②高倍镜：肺泡腔内有大量纤维素和中性粒细胞，纤维素通过肺泡间孔相连接。肺泡壁毛细血管充血不明显。（图 4-11）

（二）小叶性肺炎

1. 大体观察　可见双肺表面和切面有散在分布的灰黄色或暗红色病灶，下叶背侧多见，病灶范围大小不一，形态不规则，病灶中央常可见细支气管，挤压时有脓液流出。严重时，病灶可融合，形成融合性小叶性肺炎。一般不累及胸膜。

2. 光镜下观察　肺组织内有散在的小实变区，有的实变区融合成大片。病灶的中央或周边常有病变的细支气管，管壁充血，有大量中性粒细胞浸润。管腔内有大量中性粒细胞和坏死脱落的黏膜上皮。病变支气管周围肺泡腔内也充满中性粒细胞和坏死的肺泡上皮细胞，可有少量红细胞，肺泡壁血管扩张充血。病灶周围肺组织充血，部分肺泡表现为代偿性肺气肿。（图 4-12）

联系：从形态变化推测小叶性肺炎和大叶性肺炎的临床表现有何不同？

（三）肺结核病

1. 大体观察

（1）原发性肺结核病：肺的切面可见近胸膜处有一圆形病变，与周围组织分界清

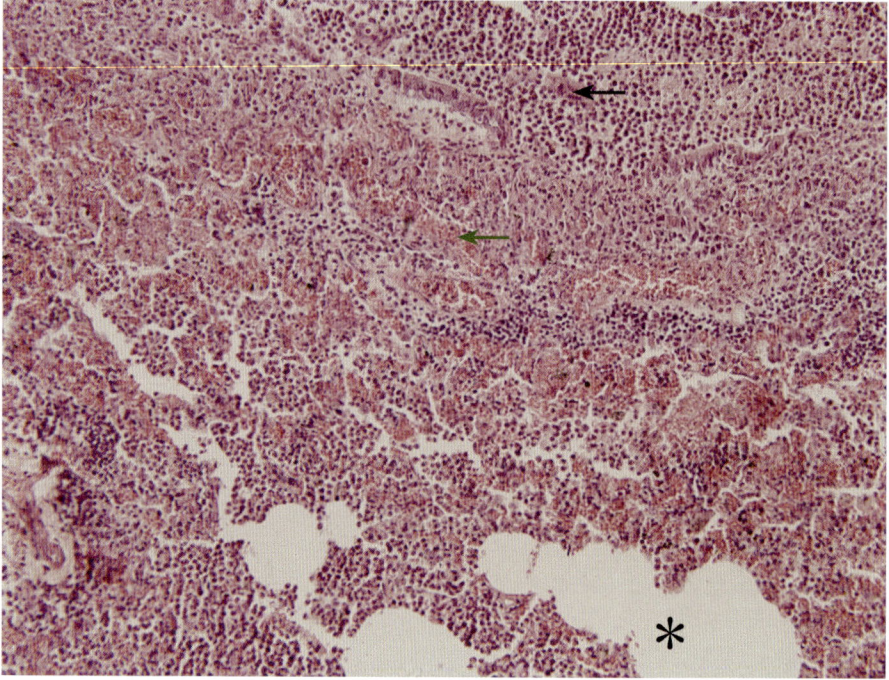

图4-12　小叶性肺炎

（低倍镜，← 细支气管中脱落的上皮细胞，← 支气管壁血管充血，* 代偿性肺气肿的肺泡）

楚，为黄白色的干酪样坏死组织，这就是原发病灶。肺门淋巴结明显肿大，切面均为干酪样坏死物。（图4-13）

（2）粟粒性肺结核：肺的各叶可见黄白色、粟粒大小、微隆起的颗粒，边界清楚，呈圆形，分布均匀。

（3）干酪样肺炎：肺体积增大，切面散在分布灰黄色的不规则形状的干酪样坏死灶。

2. 光镜下观察

（1）粟粒性肺结核：①低倍镜：肺组织中可见散在的小实变区。实变区的中央为干酪样坏死，周围有结核结节。②高倍镜：干酪样坏死区呈粉红色，无结构。结核结节由上皮样细胞和朗汉斯巨细胞（Langhans giant cell）组成。上皮样细胞形状不规则，轮廓不清楚，核呈卵圆形。朗汉斯巨细胞为多核巨细胞，核排列在细胞的周边部，呈马蹄状、花环状或聚集于细胞的一侧，胞浆丰富。（图4-14）

（2）干酪性肺炎：①低倍镜：肺组织中有大片无结构的坏死区，呈淡红色，其中有细胞核碎片。②高倍镜：肺泡腔内有浆液、纤维素性渗出物，有大量红染无结构的干酪样坏死物。（图4-15）

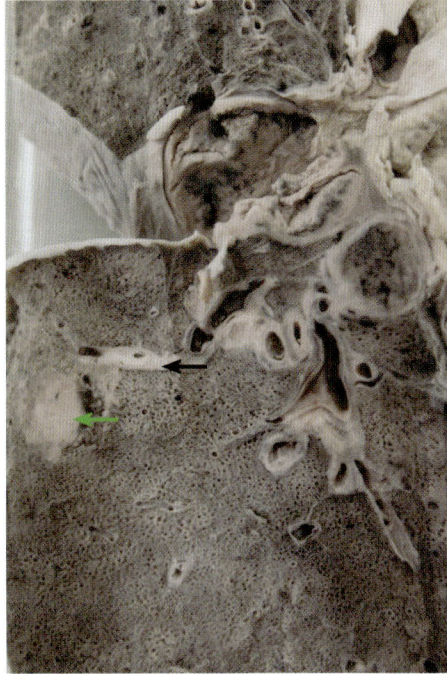

图 4 - 13 原发性肺结核

(← 原发病灶，← 结核性淋巴管炎)

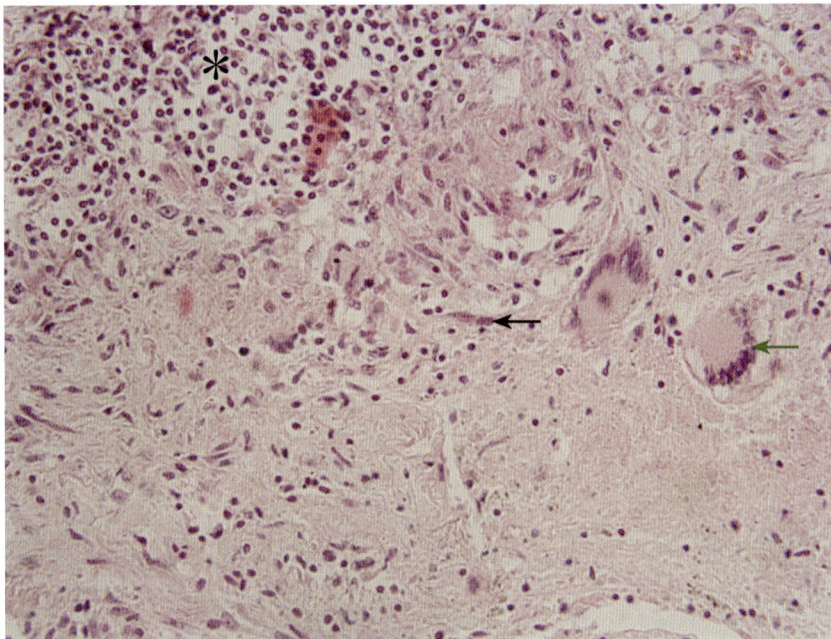

图 4 - 14 结核结节

(高倍镜，← 上皮样细胞，← 朗汉斯巨细胞，* 淋巴细胞)

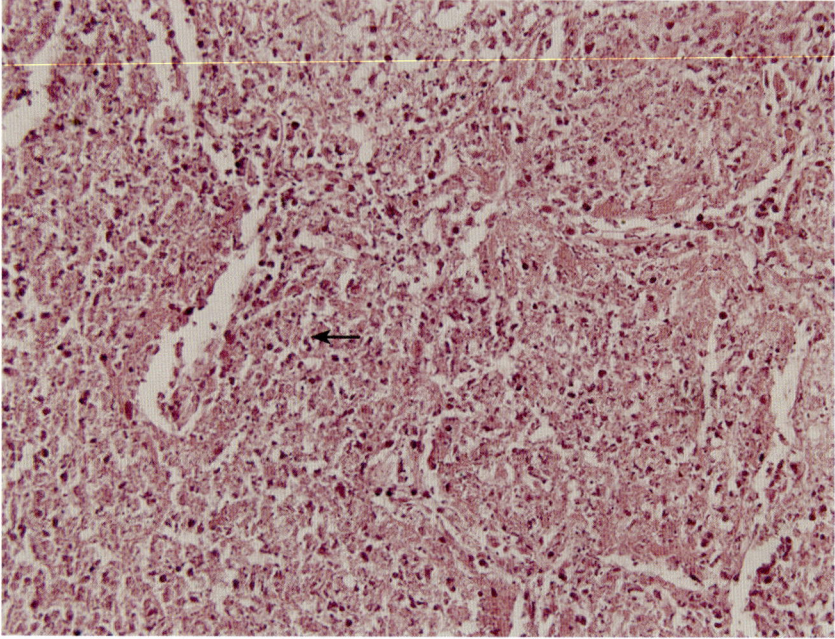

图 4 - 15　干酪性肺炎
（高倍镜，← 肺泡腔内充满干酪样坏死物）

提示：通过对呼吸系统正常结构和病理变化的学习，掌握肺和气管、支气管的正常结构和常见病变。功能与结构是无法分割的，正常的功能必须依赖正常的结构，每一种细胞、组织的存在也必然是由于相应的需求。同时，不同的系统之间也相互联系，呼吸系统的疾病与心血管系统的疾病可相互影响。

第五章　消化系统

消化系统由消化管和消化腺组成，具有消化食物、吸收营养、排泄食物残渣的功能。消化管由口腔至肛门，为粗细不等的弯曲管道，包括口腔、咽、食管、胃、小肠和大肠（图5-1）。消化腺是分泌消化液的腺体，包括大、小两种。大消化腺包括唾液腺、肝和胰（图5-1）；小消化腺则位于消化管壁内。中医学认为，胃主受纳与腐熟水

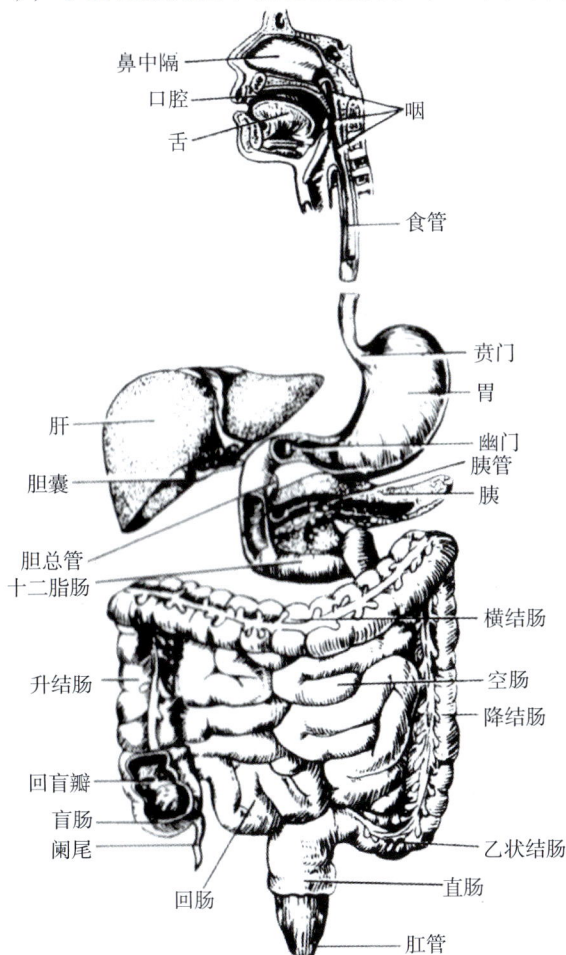

图5-1　消化系统全貌

谷，以降为和。小肠主受盛、化物和泌别清浊。大肠可传化糟粕。肝属木，主疏泄和主藏血，并与筋、目密切相关。

第一节 消化管的正常结构和疾病

一、主要消化管的解剖结构

（一）主要消化管的大体观察

1. 食管 是输送食物的管道。为消化管最扁窄的部分，长约 25cm。

（1）食管的位置：上端平环状软骨弓水平，连于咽，向下沿脊柱的前方与胸主动脉伴行，经过左主支气管后方继续下行，穿过膈的食管裂孔至腹腔，续于胃的贲门。（图 5 - 1）

（2）食管的狭窄：食管全长有三个生理性狭窄（图 5 - 2）。第一个狭窄位于咽与食管相续处，正对环状软骨下缘，距中切牙 15cm。第二个狭窄位于食管与左主支气管交叉处，距中切牙约 25cm。第三个狭窄位于食管穿过膈的食管裂孔处，距中切牙约 40cm。

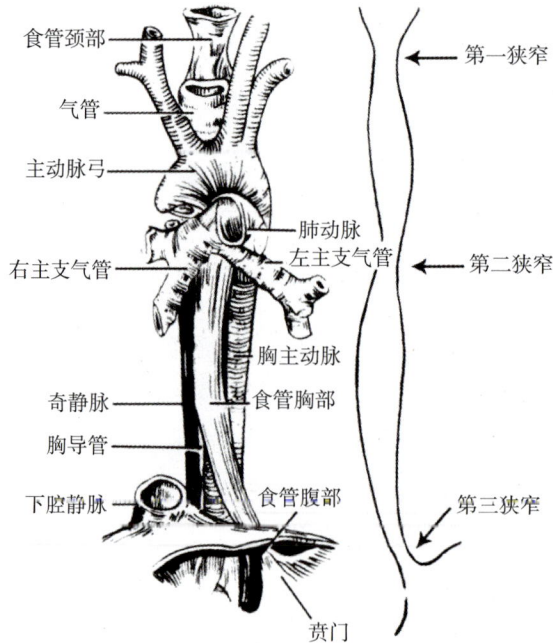

图 5 - 2　食管的三个狭窄

这些狭窄处是异物容易停留的部位，也是食管癌好发的部位。临床进行食管内插管时，要注意食管的狭窄，根据食管镜插入的距离可推知到达的部位。

2. 胃 是消化管各部中最膨大的部分，食物由食管入胃，混以胃液，经初步消化后，再逐渐输送至十二指肠。

（1）胃的形态：胃的形状和大小随内容物多少而不同。胃特别充满时，其容量约有3000mL，但在极度收缩时（如饥饿），又可缩成管状。胃有二口、二壁、二缘和四部。（图5-1）

胃的入口为食管与胃相续处，称为贲门；出口为胃与十二指肠相续处，称为幽门。胃前壁朝向前上方；胃后壁朝向后下方。胃右上缘的凹陷称为胃小弯；胃的左下缘称为胃大弯。

胃分4部。靠近贲门的部分为贲门部；自贲门向左上方膨起的部分称为胃底；胃的中间广大部分称为胃体；近于幽门的部分称为幽门部。幽门部紧接幽门而呈管状的部分，称为幽门管；幽门管左侧稍膨大的部分，称为幽门窦。

（2）胃的位置：胃在中等充盈度时，大部分位于腹腔左上部，小部分在前正中线右侧。其两口位置较为固定，贲门约在第11胸椎的左侧，幽门约在第1腰椎的右侧。胃前壁只有小部分直接贴于腹前壁，其余被肝、膈和左肋弓覆盖。

3. 小肠　为消化管中最长而弯曲的一段，全长为5~7m，是消化食物和吸收营养的最重要部位。由上至下可分为十二指肠、空肠和回肠三部分。（图5-1）

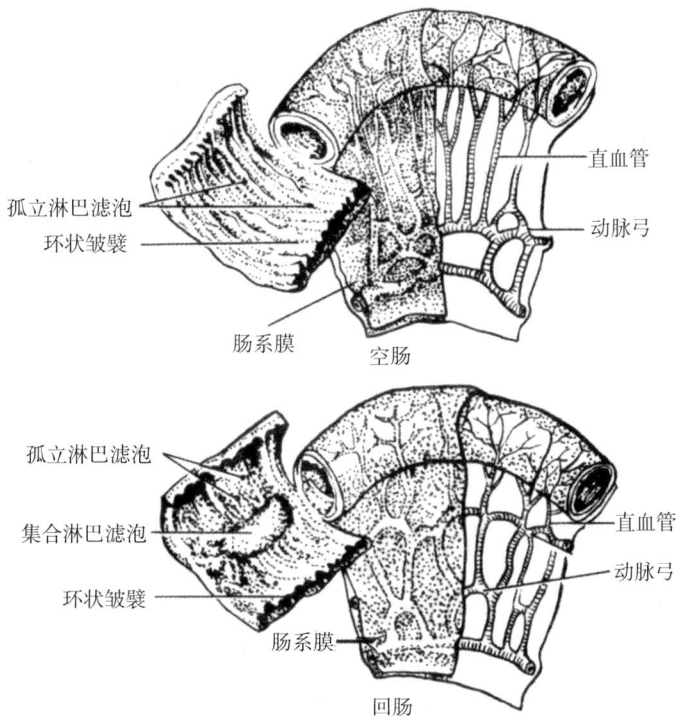

图5-3　空肠和回肠

（1）十二指肠：为小肠的起始段，全长25~30cm，相当于十二个横指并列的距离。位于腹后壁第1~3腰椎的高度，十二指肠呈"C"形包绕胰头，可分为四部分，即上部、降部、水平部、升部。在降部肠腔的左后壁上有一纵行的黏膜皱襞，下端为十二

指肠大乳头，有胆总管和胰管的共同开口，胆汁和胰液由此流入十二指肠内。（图 5 -
1）

（2）空肠和回肠：迂曲回旋，盘绕在腹腔中部和下部，其周围被结肠包围。空肠
上端起于十二指肠空肠曲，回肠下端与大肠的盲肠连续（图 5 - 1）。空肠与回肠之间无
明显界限。空肠约占空回肠的上 2/5，回肠约占空回肠的下 3/ 5。从外观上看，空肠管
径较粗，管壁较厚，血管较多，颜色较红，呈粉红色；而回肠管径较细，管壁较薄，血
管较少，颜色较浅，呈粉灰色。（图 5 - 3）

4. **大肠**　是从盲肠到肛门之间的粗大肠管，长约 1.5m，在空回肠的周围形成一个
方框（图 5 - 1）。根据大肠的位置和特点，分为盲肠、阑尾、结肠、直肠和肛管五部
分。大肠的主要功能为吸收水分、维生素和无机盐，并将食物残渣形成粪便，排出
体外。

结肠为介于盲肠和直肠之间的部分，包绕于空回肠周围，从回盲口至第 3 骶椎前面
移行于直肠。按其所在位置和形态又分为升结肠、横结肠、降结肠、乙状结肠四部分
（图 5 - 1）。

（二）主要消化管的组织结构

消化管各段的形态和功能不同，其构造也各有特点，但从整体来看，却有类似之
处。自咽至肛门之间的消化管壁，都可分为四层，即由内向外分为黏膜、黏膜下组织、
肌织膜和外膜。黏膜是消化管各段结构差异最大的部分，由上皮、固有层和黏膜肌
构成。

1. **食管**

（1）**肉眼观察**：管腔面呈星状，腔内侧染色较深的一层为黏膜层，其外层染色较
淡部分为黏膜下层，再外层染成红色的是肌层，外膜不明显。

（2）**光镜下观察**

1）**低倍镜**：由管腔内侧向外侧逐层观察。

①黏膜：a. 上皮：较厚，为未角化复层扁平上皮。b. 固有层：此层较薄，为细密
的结缔组织，染成浅红色，并呈乳头状伸向上皮底部。此层中有血管及食管腺导管的断
面，有时也可见淋巴组织。c. 黏膜肌：成束存在的平滑肌，横断。

②黏膜下层：由疏松结缔组织构成。此处可见较多的小血管和食管腺。

③肌层：肌纤维排列成内环外纵两层。注意观察肌层内含有的不同肌纤维类型，据
此可推断出此标本属于食管的哪一段。

④外膜：为纤维膜，由疏松结缔组织组成。

2. **胃**

（1）**肉眼观察**：切片是一长条形组织，凹凸不平，染成蓝紫色的一面为黏膜面，
其余染成粉红色的为胃壁的其他几层，突起为皱襞。

（2）**光镜下观察**

1）**低倍镜**：由管腔内侧向外侧逐层观察，重点观察胃黏膜结构特点。

①黏膜：很厚，表面起伏不平。由上皮、固有层和黏膜肌组成。a. 上皮：被覆于

黏膜的表面，由单层柱状上皮构成。细胞质因所含的黏原颗粒而着色较浅，上皮在多处下陷，形成胃小凹，有时可见胃小凹底与胃底腺相连。b. 固有层：在上皮之下。胃底腺几乎占满整个固有层，腺体间仅有少量结缔组织成分。腺体被切成各种断面。c. 黏膜肌：大致可区分为内环、外纵两层平滑肌。

②黏膜下层：由疏松结缔组织构成。

③肌层：较厚，由内斜行、中环行和外纵行三层平滑肌组成。

④外膜：为浆膜，由少量疏松结缔组织及表面的间皮构成。

2）高倍镜：重点观察胃底腺的结构，胃底腺是管状腺，由于腺细胞排列不整齐，而且腺体的排列又很密集，故腺体的轮廓和分界不及其他腺体清楚。腺体与腺体之间有少量结缔组织分隔，选择腺体纵切面观察各种腺细胞。找一完整腺体的纵断面，区分出颈、体、底部，主要观察三种细胞：

①壁细胞：多分布在腺的颈部和体部，胞体较大，多为圆形，胞质嗜酸性，核椭圆形，位于细胞中央。

②主细胞：数量最多，多分布于体部和底部，细胞呈柱状，胞质嗜碱性，偏蓝，核呈圆形，位于细胞近基底部。

③黏液细胞：数量较少，分布在腺的颈部，在壁细胞之间，界限不清，多呈柱状，胞质淡染，核扁平，染色深，位于细胞的基部。（图5－4）

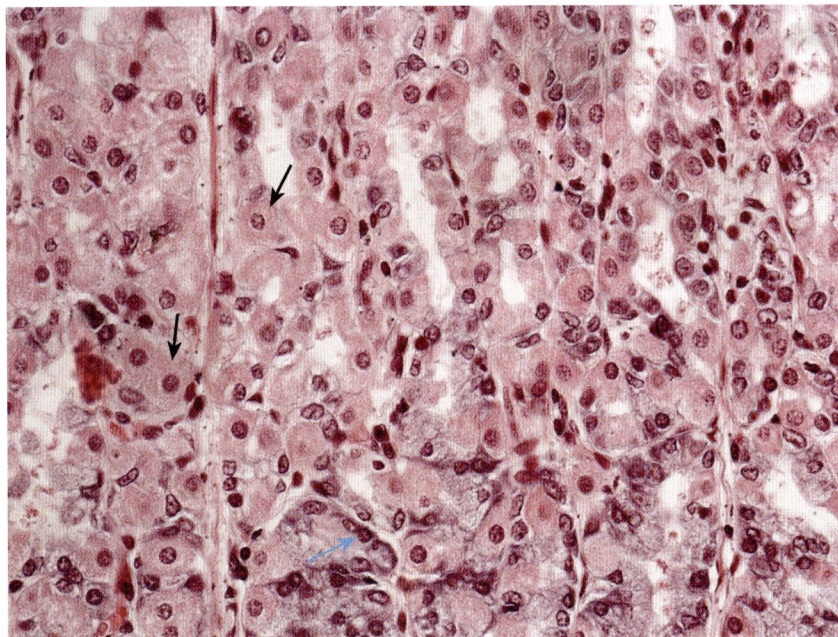

图5－4 胃底腺

（胃底切片，高倍镜，HE染色，← 壁细胞，← 主细胞）

3. 十二指肠

（1）肉眼观察：标本呈长条形。一端黏膜较厚，表面有许多绒毛结构，这是十二指肠。另一端是胃幽门，此部黏膜较薄，肌层较厚。

（2）光镜下观察

1）低倍镜：分清十二指肠的四层结构，然后重点观察黏膜和黏膜下层（图5-5A）。

①黏膜层：黏膜形成许多指状突起，突向管腔，为小肠绒毛，由上皮和固有层构成。在绒毛的固有层中可见上皮下陷形成的小肠腺被切成横、纵不同的切面。固有层的下面是黏膜肌。

②黏膜下层：黏膜下层由结缔组织构成。其中有大量黏液性腺体，为十二指肠腺，为复管泡状黏液腺，其导管穿过黏膜肌开口于肠腺底部或绒毛之间。

③肌层：内环、外纵两层平滑肌纤维明显。两层之间聚集有较大的神经细胞和神经纤维，组成肠肌神经丛。

④浆膜层：由疏松结缔组织和间皮构成。

2）高倍镜：主要观察以下结构。

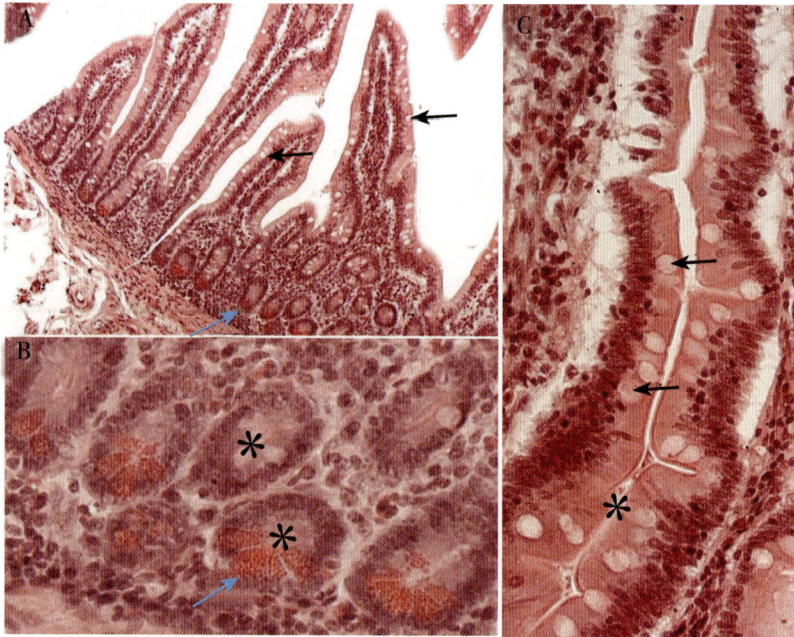

图5-5　十二指肠

（A：低倍镜；B、C：高倍镜。← 杯形细胞，← 小肠腺，＊帕内特细胞）

①绒毛：绒毛表面为单层柱状上皮，上皮细胞间夹杂有较多的杯状细胞。柱状上皮细胞的顶端有纹状缘。绒毛中轴是固有层。其中有时可见毛细血管和毛细淋巴管（中央乳糜管）。细淋巴管由一层内皮构成，管腔较大而不规则，应与毛细血管区别。此处还可见到分散的平滑肌纤维，沿绒毛长轴排列。

②小肠腺：观察组成小肠腺的细胞（图5-5B，5-5C）。①柱状细胞：与绒毛表面的上皮相似。②杯状细胞：形同高脚酒杯，胞质内可见深染的分泌物，若分泌物已排出

胞质染色浅，核呈三角状，染色深，位于底部。③帕内特细胞：常位于腺体底部，胞质中含有大量的橘红色嗜酸性颗粒（图 5 - 5B）。④未分化细胞和内分泌细胞：常不易辨认。

③十二指肠腺：在黏膜下层中，由大量的黏液性腺细胞组成。

④肠肌间神经丛：观察神经丛时，首先要辨认神经细胞。神经细胞体积较大，有突起，胞质染色较深。核较大而染色浅，核仁明显。组成神经丛的神经纤维较细，染色较浅，分布于神经细胞附近，在普通染色标本上常不易分辨。

4. 空肠

（1）肉眼观察：凹凸不平面为肠腔面，数个较高的突起为小肠环行皱襞，皱襞的表面，可见许多细小突起，即小肠绒毛。

（2）光镜下观察

1）低倍镜

①皱襞：表面为黏膜，即上皮和固有层，中央为疏松结缔组织构成的黏膜下层。

②绒毛：细小突起，可见不同断面，表面为上皮，中央为固有层结缔组织。由管腔内侧向外侧逐层观察，分四层：a. 黏膜：由上皮、固有层和黏膜肌组成。固有层可见各种断面的小肠腺，偶尔可见孤立的淋巴小结；黏膜肌位于固有层与黏膜下层之间，呈粉红色细线状。b. 黏膜下层：由疏松结缔组织构成。c. 肌层：内环、外纵两层平滑肌，之间的淡染区为肌间神经丛。d. 外膜：为浆膜。

2）高倍镜

①绒毛：a. 上皮：被覆在绒毛的表面，为单层柱状上皮，由吸收细胞、杯状细胞构成。吸收细胞核椭圆形，位于细胞基部，其游离面有明显的纹状缘，细胞之间常夹有杯状细胞。b. 固有层：位于绒毛的中轴，可见腔大而壁薄的中央乳糜管。

②小肠腺：位于固有层内，为单管状腺，可见纵、横、斜各种断面。由吸收细胞、杯状细胞和潘氏细胞组成。潘氏细胞位于小肠腺基部，呈柱状或锥体形，常三五成群存在，细胞顶部含有粗大的嗜酸性颗粒，切片上由于颗粒被溶解胞质常呈空泡状。

5. 回肠 管壁结构与空肠基本相同，但在黏膜下层无十二指肠腺，而固有层可见集合淋巴小结。

6. 结肠 区分结肠壁的四层结构，注意与小肠相比较，主要观察黏膜层。

（1）黏膜：表面光滑，无绒毛。①上皮：单层柱状上皮，其中有大量杯状细胞。② 固有层：大肠腺密集，为单管状腺，杯状细胞多，无潘氏细胞。③ 黏膜肌：由内环、外纵两层平滑肌组成。

（2）黏膜下层：主要由疏松结缔组织和血管构成。

（3）肌层：平滑肌纤维排列分内环、外纵两层，两层之间可见肠肌神经丛。

（4）外膜层：由结缔组织及间皮构成。此处结缔组织中富含脂肪组织。

二、溃疡病

（一）大体观察

胃小弯处有一处溃疡病变，呈圆形或椭圆形，溃疡深达肌层。溃疡的边缘整齐，如刀割状，底部平坦，或附有薄层渗出物。溃疡周围黏膜皱襞变粗，形成以溃疡为中心的星芒状。（图5-6）

（二）光镜观察

1. **低倍镜**　溃疡深达肌层，边缘处可见胃壁的各层结构。溃疡底部由内向外分为四层，即渗出层、坏死层、肉芽组织层和瘢痕层。

2. **高倍镜**　渗出层有少量纤维素和白细胞等。坏死层可见无结构的坏死组织，并有炎细胞浸润。肉芽组织层可见新鲜的肉芽组织。瘢痕层有大量纤维结缔组织。在瘢痕层内常可见有些小动脉内膜纤维性增厚，管腔狭窄。（图5-7）

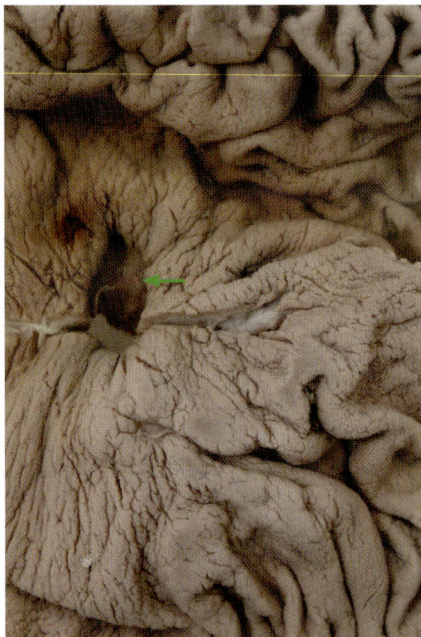

图5-6　胃溃疡大体观察
（← 溃疡）

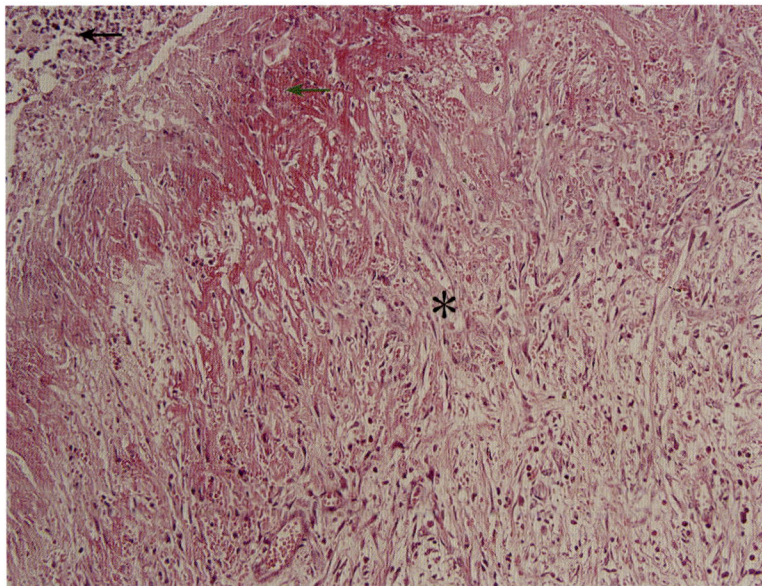

图5-7　胃溃疡镜下观察
（低倍镜，← 渗出层，← 坏死层，＊肉芽组织层）

第二节　肝的正常结构和疾病

肝是人体最大的腺体，也是最大的消化腺。我国成年人肝的重量在男性为1230～

1450g，在女性为 1100～1300g。活体的肝呈棕红色，肝的质地柔软而脆弱。肝的功能极为复杂，它不仅参与蛋白质、脂类、糖类和维生素等物质的合成、转化与分解，而且还参与激素、药物等物质的转化和解毒，肝分泌胆汁，促进脂肪的消化和吸收。此外，肝还具有吞噬、防御以及在胚胎时期造血等重要功能。

一、肝的解剖结构

1. 肝的形态 肝呈不规则的楔形，可分为上、下两面，前、后两缘，左、右两叶。肝的上面凸隆，贴膈（图5-8）；肝的下面凹凸不平，与其他内脏相对。肝下面中部为肝门（图5-9），有门静脉、肝固有动脉、肝左管和肝右管、淋巴管和神经等出入。肝门处的结缔组织随肝门静脉、肝固有动脉和肝管的分支伸入肝实质，将实质分成许多肝小叶。肝小叶之间各种管道密集的部位为门管区。肝的前缘锐利；肝的后缘钝圆，与脊柱相贴。肝以其上面的肝镰状韧带的附着线为界，分为左、右两叶，左叶小而薄，右叶大而厚（图5-8）。

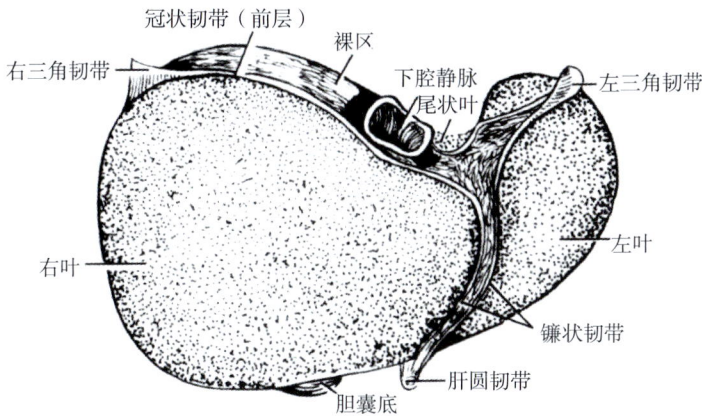

图 5-8 肝的上面

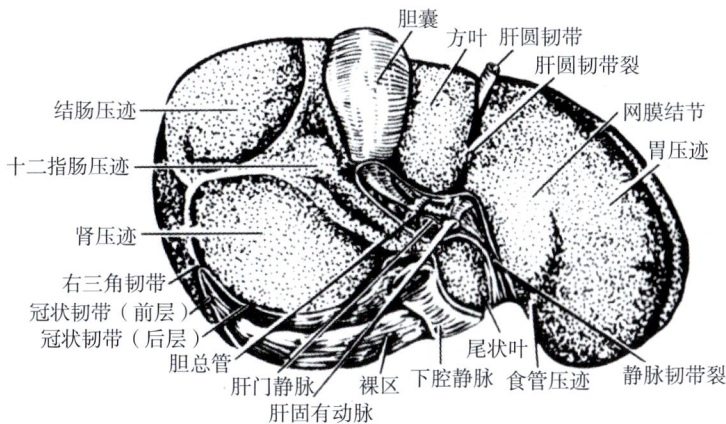

图 5-9 肝的下面

2. 肝的位置　肝主要位于腹腔右上部，大部分为肋弓覆盖，仅小部分在左、右肋弓间露出，并直接贴腹前壁。

在成人腹上区剑突下 3~5cm 范围内，可能触及肝的前缘，但在右肋弓下缘一般不能触及。因此，在成人，肝上界位置正常的情况下，如在右肋弓下触及肝，则认为有病理性肿大。在小儿，肝下缘位置较低，露出于右肋弓下属正常情况。

二、肝的组织学结构

肝脏是实质性器官，表面大部分被覆浆膜，肝组织大部分是由肝小叶构成的实质，间质成分很少，尤其在人的肝脏中，主要分布在门管区。

（一）猪肝脏

1. 低倍镜

（1）被膜：由结缔组织构成。

（2）肝小叶：肝小叶之间结缔组织甚少，故肝小叶界限不易分清，观察时首先找到中央静脉，肝细胞以中央静脉为中心，向四周呈放射状排列，构成肝板，肝板的断面呈索状，称肝索。

（3）门管区：位于肝小叶之间，结缔组织中可见小叶间静脉、小叶间动脉和小叶间胆管。

（4）小叶下静脉：常位于肝小叶间的结缔组织内，其管壁较厚，属小静脉。

2. 高倍镜

（1）肝板：每个肝细胞为多边形。核较大而圆，染色较浅。肝细胞呈单行排列，形成条索状结构。

（2）肝血窦：位于肝板之间，血窦腔形状和大小不规则。窦壁内皮细胞核呈扁椭圆状，着色较深。肝血窦内还可见体积小、形态不规则、核扁平染色较浅、胞质呈嗜酸性的枯否细胞，即肝内巨噬细胞。

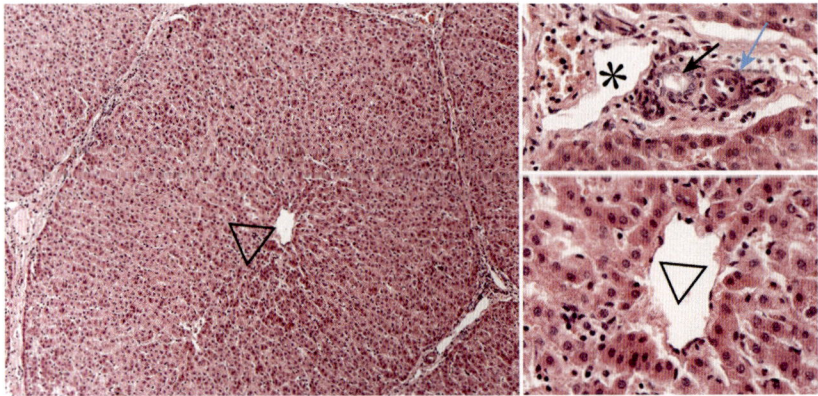

图 5-10　肝组织光镜结构

（△中央静脉，←小叶间动脉，←小叶间胆管，＊小叶间静脉）

（3）门管区　区分下列三种管道：①小叶间静脉：管腔较大，壁薄。②小叶间动脉：管腔较小，壁厚，可见少量平滑肌纤维。③小叶间胆管：由单层立方上皮组成。

（二）人肝脏

人肝小叶周围结缔组织少，常连成一片，分界不清。

三、肝的疾病

（一）大体观察

1. 亚急性重型肝炎　肝脏体积明显缩小，切面可见黄白色散在分布的坏死区。肝脏表面有大小不等的结节，表面呈黄绿色。

2. 门脉性肝硬化　肝脏体积缩小，质地变硬。表面不光滑，有大小不等的结节，结节间有灰白色的纤维组织。（图5-11）

3. 肝硬化时脾肿大　脾脏体积明显增大，包膜增厚。脾脏高度淤血，有结缔组织增生。

（二）光镜下观察

1. 急性普通型肝炎

（1）低倍镜：肝细胞排列紊乱，染色浅淡，血窦不清楚。门管区有炎细胞浸润。

（2）高倍镜：肝细胞明显肿胀，结构疏松，发生气球样变。血窦受压，体积缩小。部分肝细胞有坏死。门管区有少量淋巴细胞和单核细胞浸润。（图5-12）

思考：肝的形态学变化可引起哪些临床表现？

2. 急性重型肝炎

（1）低倍镜：大片肝细胞坏死，可有出血。

（2）高倍镜：大片肝细胞坏死，网状纤维支架塌陷。肝窦明显扩张，坏死区内有大量淋巴细胞、巨噬细胞和少量中性粒细胞浸润。

3. 门脉性肝硬化

（1）低倍镜：肝小叶的正常结构被破坏，肝细胞排列成大小不等的圆形或椭圆形团块，形成假小叶。假小叶周围有纤维组织包绕，纤维组织内有淋巴细胞浸润，小胆管增生。（图5-13）

（2）高倍镜：假小叶中肝细胞排列紊乱，中央静脉缺如、偏位或有两个。有的肝细胞有脂肪变性，还可见到新生的肝细胞，其体积较大，核大而深染，有时可见双核。假小叶周围的结缔组织中有淋巴细胞、巨噬细胞浸润。

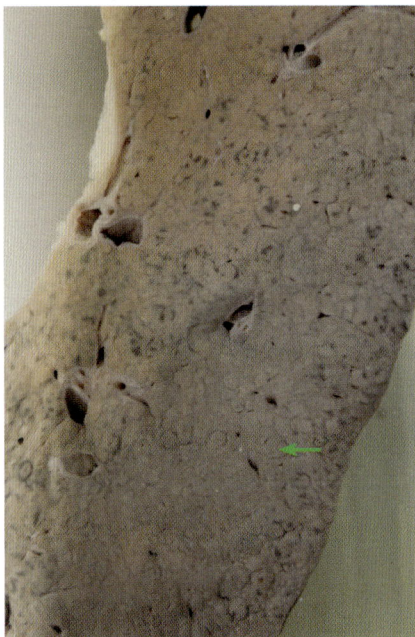

图5-11　门脉性肝硬化
（← 硬化结节）

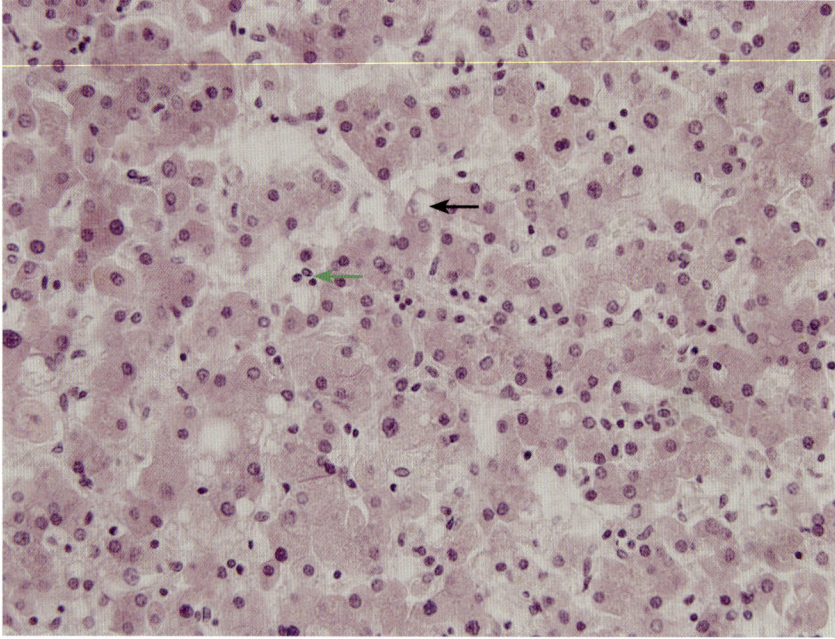

图 5 - 12　急性普通型肝炎
（高倍镜，← 细胞水肿，← 肝细胞点状坏死）

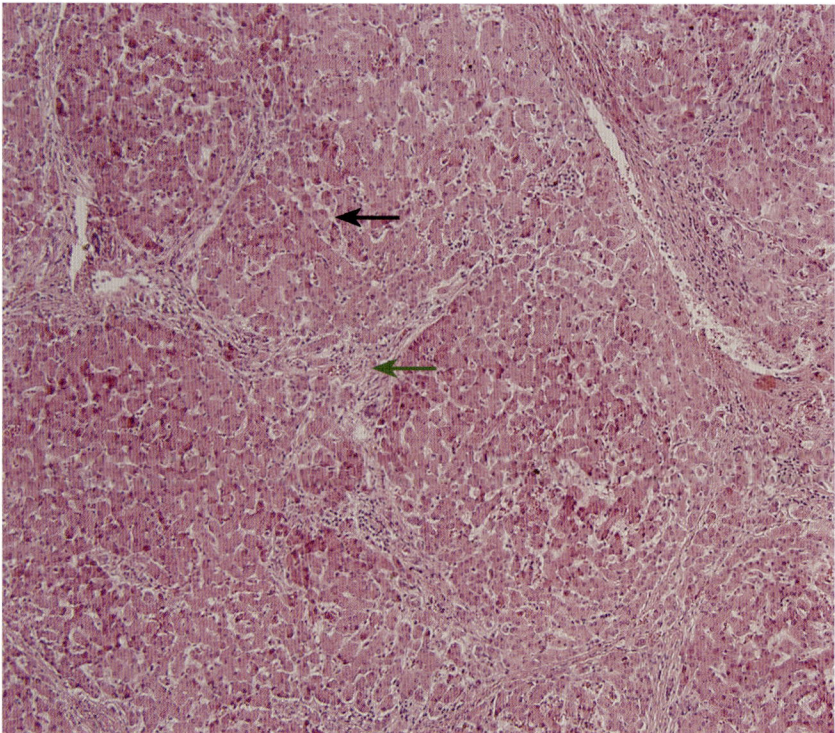

图 5 - 13　门脉性肝硬化
（低倍镜，← 假小叶，← 间质结缔组织增生，有淋巴细胞浸润）

思考：肝硬化的形态学改变可引起哪些临床表现？

4. 肝硬化时脾肿大

（1）低倍镜：脾脏纤维组织弥漫性增生，脾窦扩张，脾内有多个含铁结节。

（2）高倍镜：含铁结节内有多量结缔组织，其中可见蓝色的钙盐沉积，掺杂有棕黄色的含铁血黄素颗粒。

提示：消化系统通过摄取食物，吸收营养，排泄废物，为机体代谢提供可直接利用的营养成分。由于消化系统与外界直接相通，故其发病率较高，其发病原因除与外界致病因素有关外，与神经 – 内分泌系统的功能紊乱也密切相关。消化系统的疾病除了引起本系统的症状外，还可引起心血管系统、神经系统和泌尿系统的病变。

第六章　泌尿系统

泌尿系统由肾、输尿管、膀胱和尿道组成。机体在代谢过程中所产生的废物如尿素、尿酸和多余的水分等通过血液循环到达肾脏，经肾脏产生尿液，然后经输尿管输送到膀胱暂时储存。排尿时，膀胱收缩，尿液即经尿道排出体外。泌尿系统通过尿液的排出，维持机体的酸碱平衡，水和电解质的稳定。肾脏还具有内分泌功能，参与红细胞的生成，血压的调节，钙磷代谢。中医学认为，肾为先天之本，其主要功能为藏精，主生长、发育和生殖。肾主水，主骨生髓，主纳气。泌尿系统疾病可引起多种功能障碍，在临床表现一系列的症状。

第一节　泌尿系统的正常结构

一、肾的解剖结构

1. 肾的形态　为实质性器官，左右各一，形似蚕豆，分内外侧两缘、前后两面及上下两端。内侧缘中部凹陷称肾门，为肾的血管、神经、淋巴管及肾盂出入的门户。由肾门向肾实质的凹陷称肾窦，为肾血管、肾小盏、肾大盏、肾盂和脂肪等所占据。

2. 肾的位置　肾位于腹腔的后上方，脊柱两侧，属腹膜外器官。左肾略高于右肾约半个椎体高度（图6-1）。

3. 肾的内部结构　在肾的额状切面上，肾实质分为表层的皮质和深层的髓质两部分（图6-2）。肾皮质富含血管，新鲜标本呈红褐色，皮质由皮质迷路和髓放线两部分组成。髓质的结构呈放射状深入皮质，称髓放线，髓放线之间的皮质为皮质迷路。肾髓质血管较少，呈淡红色，由15~20个肾锥体构成，深入肾锥体间的皮质称肾柱。肾锥体呈圆锥形，底向皮质，尖钝圆而朝向肾门方向，称肾乳头。肾乳头上有许多乳头孔，为乳头管向肾小盏的开口。

肾小盏为漏斗形的膜状结构包绕肾乳头，收集由乳头孔排出的尿液。2~3个肾小盏汇合成一个肾大盏，每侧有2~3个肾大盏，肾大盏汇合成一个扁漏斗状的肾盂。肾盂出肾门后向下弯行，逐渐变细，移行为输尿管。

二、肾脏的组织结构

肾脏为实质性器官，从外向内描述结构。肾脏表面有被膜，为纤维膜，由致密结缔

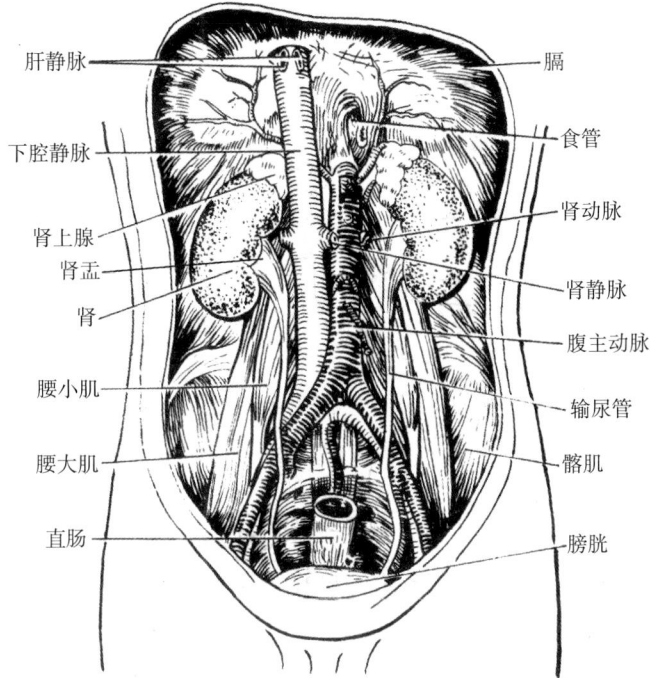

图 6-1　肾的位置（前面观）

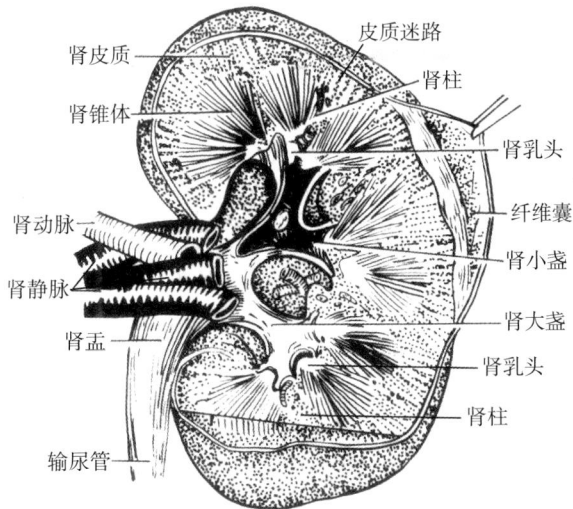

图 6-2　肾的内部结构

组织构成。肾实质部分主要由许多泌尿小管和小管间结缔组织构成。泌尿小管包括肾单位和集合管两部分，肾单位的起始部膨大为肾小体，位于皮质迷路和肾柱内，与肾小体相连的小管称肾小管。髓放线内可见肾小管的直部与部分直集合管的不同切面，二者交替平行排列。髓质是由髓襻和部分直集合管组成，多呈斜或纵切面。

1. 低倍镜

（1）被膜：甚薄，被覆在肾的表面。

（2）皮质：注意辨认皮质迷路和髓放线。①皮质迷路：是球形的肾小体和近、远曲小管横切面的所在部位。②髓放线：可见近、远直部小管的几个纵切面，彼此平行排列。

（3）髓质：由髓襻和集合管组成，多呈斜或纵切面。在皮质与髓质交界处可见弓形动脉的断面。

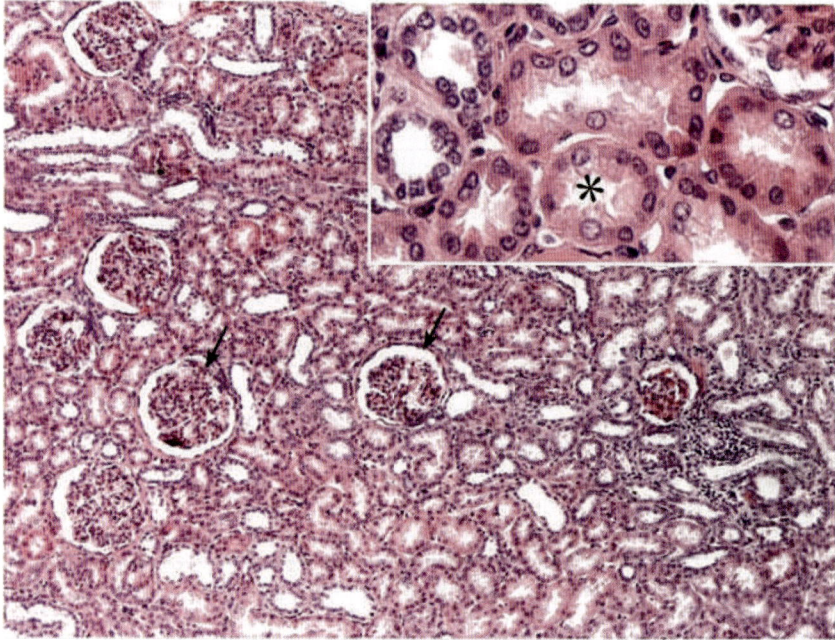

图6-3　肾组织

（肾切片，HE 染色，←肾小球，＊近端小管）

2. 高倍镜

（1）皮质迷路：①肾小体：血管球为毛细血管团。肾小囊壁层为肾小体最外层，由单层扁平上皮组成，甚易见到。壁层与血管球间有较窄的腔，为肾小囊腔。脏层附着在血管球上，不易看出。在肾小体附近，有时可见入球或出球小动脉的切面及致密斑等结构。②近端小管曲部：管腔很小，腔面凹凸不平。上皮细胞较大，呈锥体形，细胞界限常不清。胞质嗜酸性较强，呈细小颗粒状，近基底部可见基底纵纹。细胞核靠近基底部。上皮细胞游离面应有刷状缘，若材料不新鲜，常不易看清。③远端小管曲部：管腔相对较大。上皮细胞较小，为立方形。胞质染色较浅，核靠近细胞中央。④致密斑：出入球小动脉夹角处的远端小管曲部近肾小体一侧的上皮细胞变成高柱状，细胞核椭圆，着色深，核密集排列呈斑块状，即为致密斑结构。

（2）髓放线：①近端小管直部：上皮细胞与近端小管曲部相似。②远端小管直部：细胞为立方形，构造与远端小管曲部相似。

（3）髓质：辨认髓襻细段与集合管的构造。①髓襻细段：管腔相对较大。上皮细胞扁平。胞核扁圆形，较血管内皮细胞的核大，向腔面明显突出。髓襻细段常易与毛细血管相混，应注意区别。②集合管：细胞为立方形上皮，核居中央，细胞界限清楚，胞质清明。③乳头管：在肾锥体乳头处，构造与集合管相同，只是细胞变为柱状上皮，有时可见乳头开口处。（图6-3）

第二节　肾脏疾病

一、大体观察

1. 毛细血管内增生性肾小球肾炎　肾脏体积增大，重量增加，被膜紧张，表面光滑，新鲜时色鲜红，称为"大红肾"。有时可见出血点。

2. 膜性肾小球肾炎　肾脏体积增大，表面光滑，色苍白或淡黄，称为"大白肾"。

3. 慢性硬化性肾小球肾炎　肾脏体积明显缩小，表面呈颗粒状，称为"颗粒状固缩肾"。被膜与肾实质粘连，不易剥离。切面可见肾皮质明显变薄，肾盂相对扩大。

4. 慢性肾盂肾炎　肾脏体积缩小，变硬，形状不规则，表面有较大且不规则的凹陷性瘢痕。

二、光镜下观察

1. 毛细血管内增生性肾小球肾炎

（1）低倍镜：肾脏呈弥漫性病变，大多数肾小球受累，肾小球体积增大，细胞数目增多。肾小管内可见红细胞或蛋白管型。肾间质血管明显充血。

（2）高倍镜：肾小球体积增大，细胞数目增多，主要为系膜细胞，有少量中性粒细胞浸润。肾小球毛细血管腔变窄或闭塞。肾球囊腔变窄，腔内可见淡红色物质，为蛋白性液体。肾小管上皮细胞水肿或玻璃样变性，管腔内可见蛋白管型。肾间质血管明显充血，有少量炎细胞浸润。（图6-4）

思考：肾小球的病理变化可引起哪些临床表现？

2. 新月体性肾小球肾炎

（1）低倍镜：弥漫性病变，多数肾小球囊腔内有新月形的或环形的新生结构，此为新月体。

（2）高倍镜：肾小球囊壁层上皮细胞增生，有混合渗出的单核细胞，形成新月体。有些新月体为细胞性，有些是纤维-细胞性，有些是纤维性新月体。部分肾小球毛细血管丛与新月体粘连，肾小球受压萎缩，有些肾小球发生玻璃样变性。肾小管上皮细胞水肿，管腔内可见管型。肾间质血管充血，有炎细胞浸润。

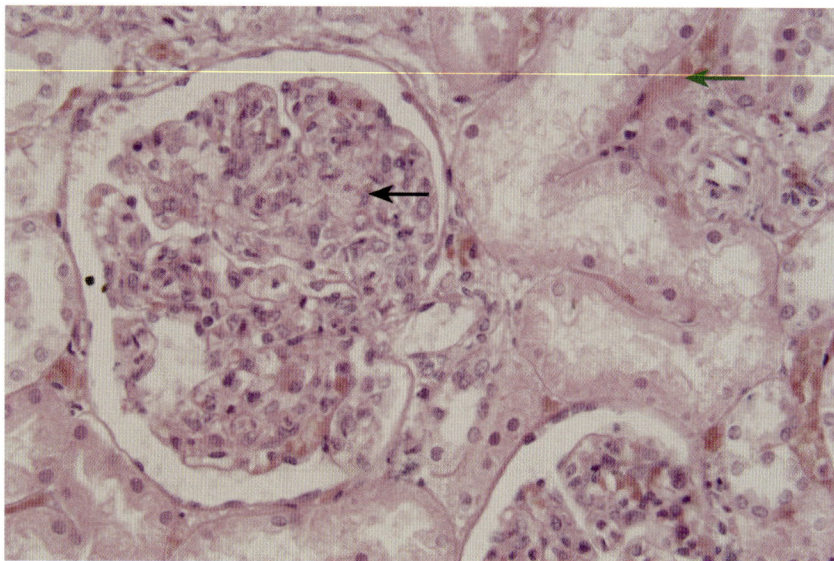

图6-4　毛细血管内增生性肾小球肾炎
（高倍镜，← 肾小球，← 肾间质血管充血）

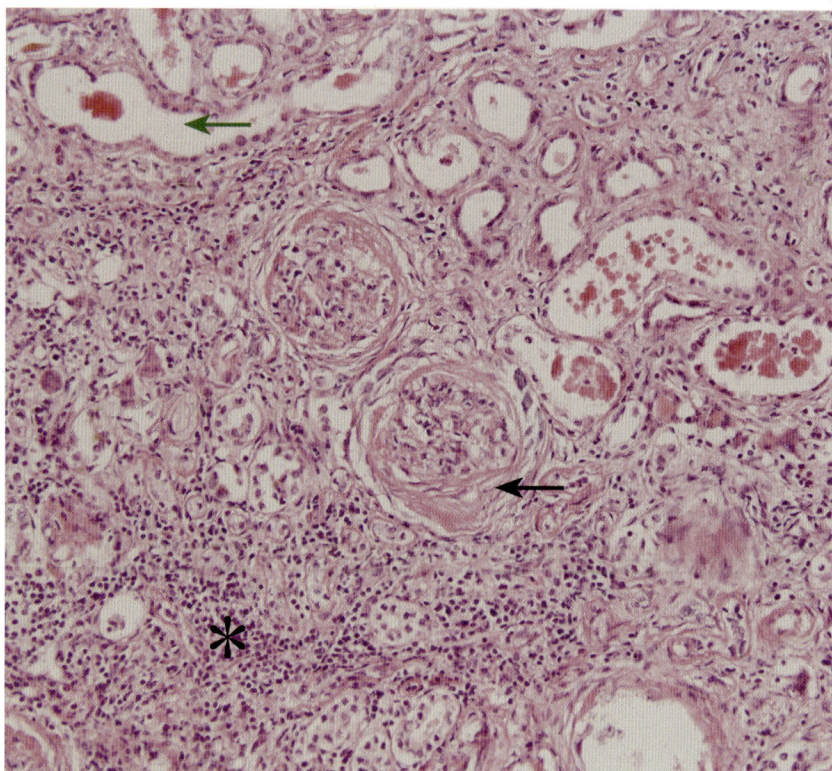

图6-5　慢性硬化性肾小球肾炎
（高倍镜，← 肾小球纤维化，← 肾小管扩张，＊肾间质结缔组织增生和慢性炎细胞浸润）

3. 慢性硬化性肾小球肾炎

（1）低倍镜：大多数肾小球受累。肾小球数目减少，间质结缔组织增生，有"肾小球集中现象"，部分肾小球代偿性增大。

（2）高倍镜：部分肾小球纤维化、玻璃样变，形成均匀、红染的无结构的玻璃球。其所属的肾小管萎缩、消失。萎缩区域有结缔组织增生，使病变肾小球相互靠近，称为"肾小球集中现象"。残存的肾小球代偿性肥大，其所属的肾小管代偿扩张。肾间质有结缔组织增生和慢性炎细胞浸润。（图6-5）

思考：慢性硬化性肾小球肾炎有哪些临床表现？又可导致何种结局？

4. 急性肾盂肾炎

（1）低倍镜：肾组织中有多个脓肿。

（2）高倍镜：肾间质血管扩张充血，有大量嗜中性粒细胞浸润。间质中有脓肿形成，病灶内肾小球和肾小管已坏死。

5. 慢性肾盂肾炎

（1）低倍镜：肾实质内有不规则片状分布的病灶，部分肾小管扩张，管腔内有蛋白管型。

（2）高倍镜：病灶内肾小管萎缩消失，有大量纤维组织增生和淋巴细胞浸润。扩张的肾小管腔内有红染的蛋白管型，形似甲状腺滤泡。（图6-6）

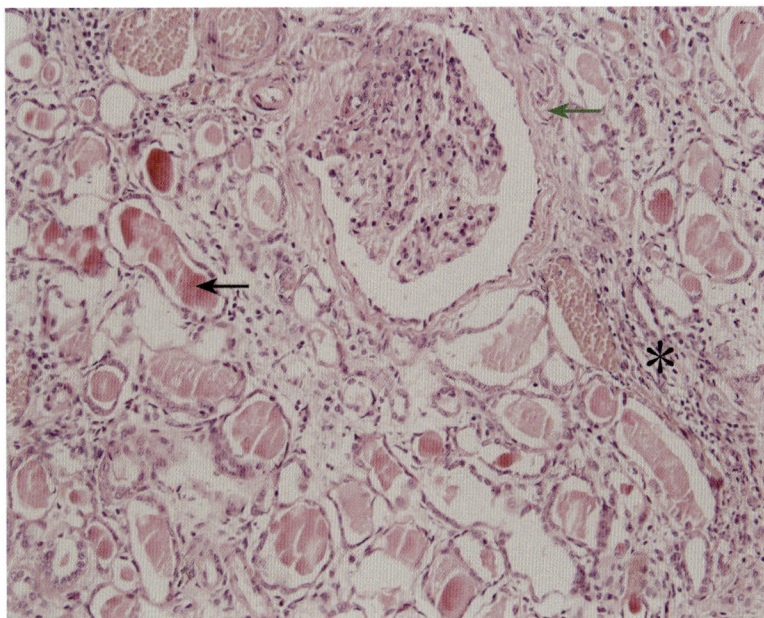

图6-6　慢性肾盂肾炎

（高倍镜，← 肾小管内蛋白管型，← 肾小球周围结缔组织增生，＊肾小管萎缩）

提示：肾脏具有强大的储备功能，肾小球结构的轻微破坏可能没有临床症状，因此，肾小球结构的变化对于临床疾病的诊断尤为重要。肾小管不仅是尿液的排出通道，在肾脏损伤的修复过程中也有重要意义，其对肾功能的影响非常重要，甚至较肾小球更为重要。

第七章　肿瘤

　　肿瘤已成为一种常见病、多发病，对人类的健康威胁日益突出，已成为当前基础医学和临床医学的重大研究课题。本章主要学习观察良性和恶性肿瘤结构特点以及二者之间的不同。

第一节　良性肿瘤

一、大体观察

　　1. **乳头状瘤**　表面可见多数乳头状突起，呈菜花样，基底部有蒂。切面呈灰白色，边界清楚。

　　2. **腺瘤**　结肠黏膜表面可见一有蒂乳头状肿物，向黏膜表面生长。

　　3. **纤维瘤**　肿瘤呈结节状，有包膜，边界清楚。肿瘤表面有一层纤维组织包裹，切面可见灰白色纵横交错的纤维束。（图7-1）

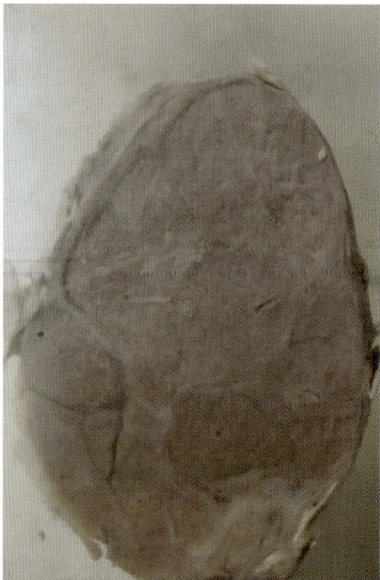
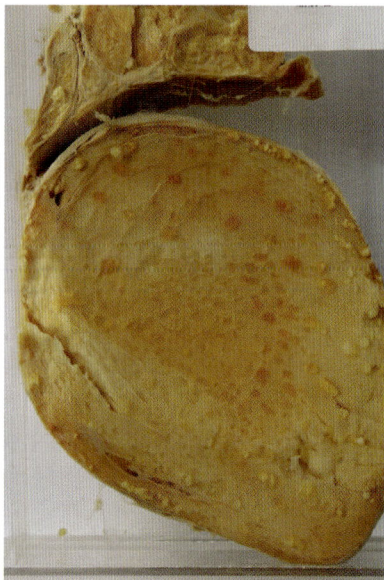

图7-1　纤维瘤　　　　　　　　　　图7-2　脂肪瘤

4. **脂肪瘤**　有完整的包膜，切面呈分叶状，呈黄色，质地油腻，与正常脂肪相似。（图7－2）

5. **平滑肌瘤**　子宫平滑肌瘤有完整的包膜，边界清楚，大小不等。有的突出于子宫内膜表面，有的位于肌层，有的突出于浆膜。（图7－3）

二、光镜下观察

1. 皮肤乳头状瘤

（1）低倍镜：鳞状上皮向表面呈乳头状增生，间质位于乳头中心，主要由血管和纤维组织构成。

（2）高倍镜：瘤细胞分化程度较高，与正常鳞状上皮相似，排列顺序是：表层是角化层，其内是棘细胞层，最内是基底细胞层。（图7－4）

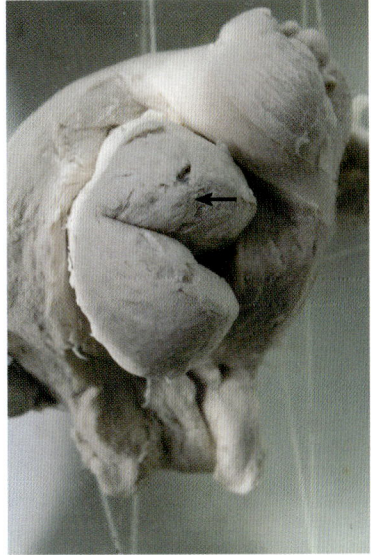

图7－3　平滑肌瘤
（← 平滑肌瘤）

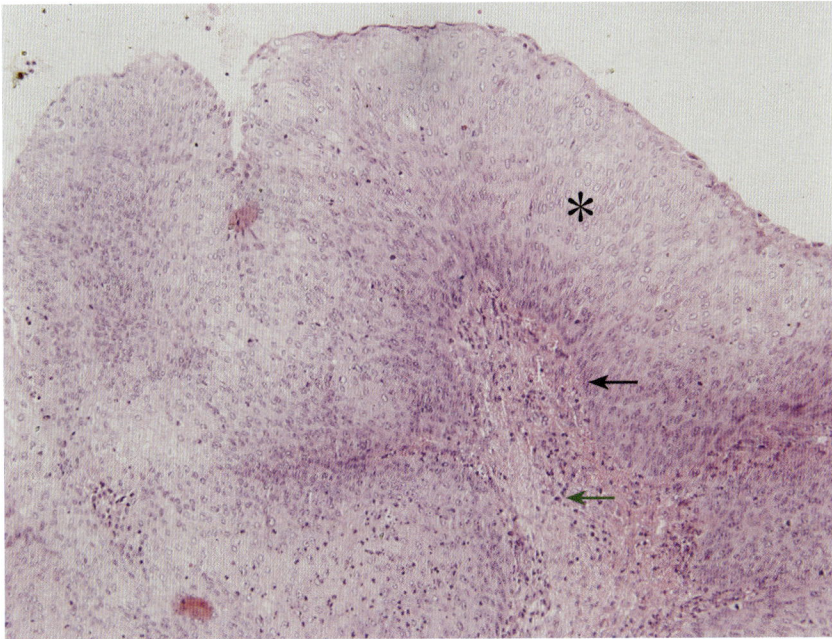

图7－4　皮肤乳头状瘤
（高倍镜，← 基底细胞，← 间质，* 棘细胞）

2. 腺瘤

（1）低倍镜：可见多数大小不等、形状不一的肠腺，已失去正常结构。

（2）高倍镜：腺体是单层排列的整齐的柱状上皮，分化好，无核分裂象。腺体有完整的基膜，瘤细胞未突破基膜向深部浸润生长。（图7－5）

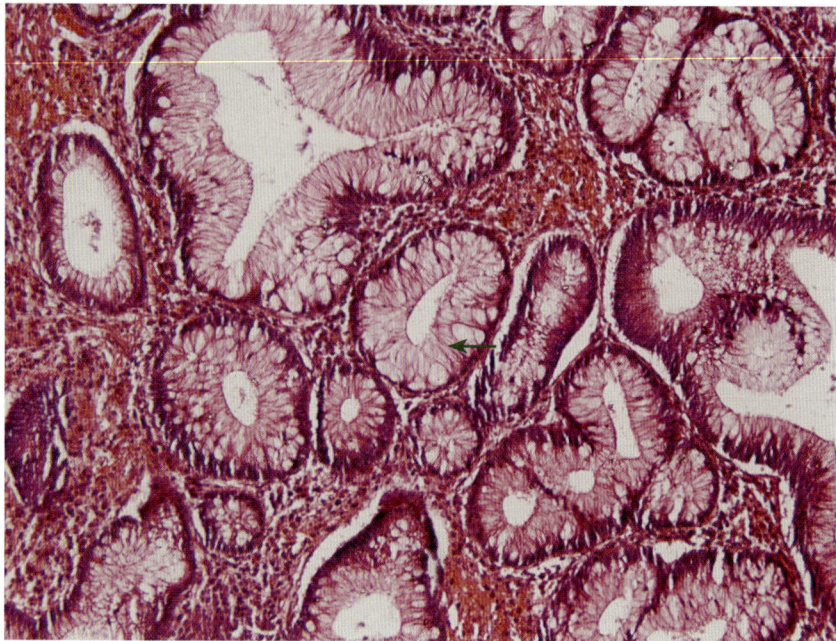

图 7 – 5　腺瘤

（高倍镜，← 分化较好的腺体）

第二节　恶性肿瘤

一、大体观察

1. 子宫颈鳞状细胞癌　子宫颈表面有肿物突出，肿物表面粗糙不平，呈颗粒状。肿瘤切面呈黄白色，向深部浸润性生长，无包膜。

2. 阴茎鳞状细胞癌　阴茎头部全部为肿瘤占据，呈菜花样，切面可见肿瘤已侵入龟头和海绵体。

3. 食道鳞状细胞癌　食道黏膜大部为凸凹不平的肿瘤所占据，切面可见肿瘤已侵袭至浆膜。

4. 胃癌　肿瘤位于胃小弯处，呈溃疡状，侵入胃壁深层。（图 7 – 6）

5. 肝癌　多发性肝癌，在肝脏表面和切面可见多数大小不等的肿瘤。单发性肝癌，在肝脏切面有一巨大灰白色肿块。

6. 肺癌　可分为周围型、中央型和弥漫型。肿瘤切面为灰白色，可有坏死。

7. 乳腺癌　乳房皮肤呈橘皮样外观，乳头下陷。切面可见乳房内有灰白色肿瘤，无包膜，呈浸润性生长。

8. 绒毛膜上皮癌　肿瘤位于子宫腔内，呈黑褐色。切面可见肿瘤向子宫肌层侵入，呈黑褐色。

9. **纤维肉瘤** 皮下有一肿物，无完整包膜，切面质地细腻，呈灰白色鱼肉状。（图7–7）

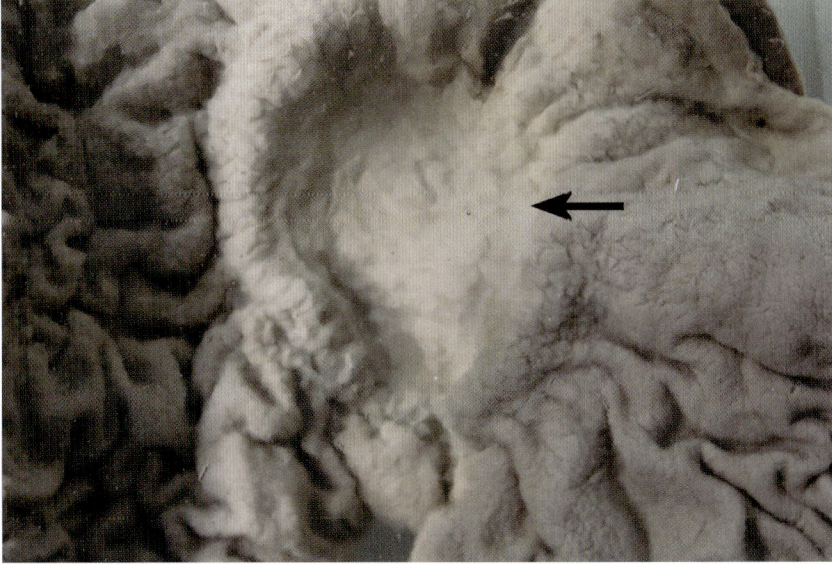

图7–6 胃癌
（← 溃疡状胃癌）

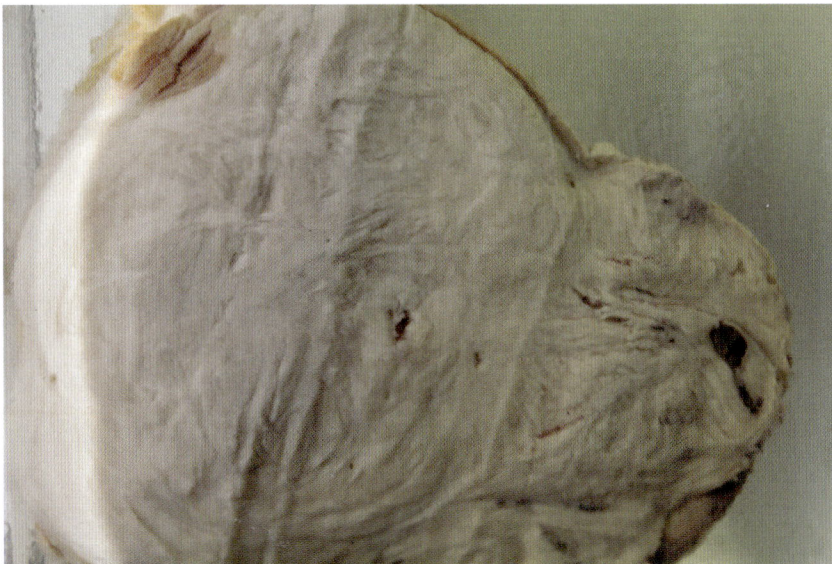

图7–7 纤维肉瘤

10. **骨肉瘤** 胫骨上端可见一巨大肿瘤，自骨膜向外、向内浸润性生长，切面呈灰白色鱼肉状。（图7–8）

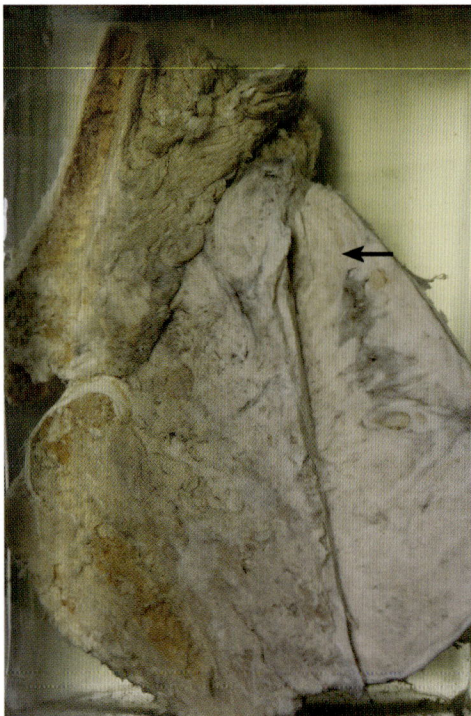

图 7 – 8　骨肉瘤

(← 肉瘤组织)

二、光镜下观察

1. 鳞状细胞癌

（1）低倍镜：可见多数大小不等的瘤细胞团，与间质分界清楚。角化层在最内层，称为"癌珠"或"角化珠"，基底细胞在最外层。

（2）高倍镜：癌细胞体积较大，形态、大小不一，核的大小也不一致，核染色深，可见核分裂象。（图 7 – 9）

2. 腺癌

（1）低倍镜：癌细胞形成大小、形态不规则的腺体样结构。

（2）高倍镜：核染色深，可见核分裂象。癌细胞可突破基膜侵入黏膜下肌层和平滑肌层。（图 7 – 10）

3. 淋巴结转移癌

（1）低倍镜：淋巴结大部分被肿瘤细胞占据，肿瘤是腺癌。

（2）高倍镜：瘤细胞大小不等，核染色深，有腺体样结构。（图 7 – 11）

4. 纤维肉瘤

（1）低倍镜：瘤细胞散在分布于间质中，不呈团块状分布。

（2）高倍镜：瘤细胞大小不等，核染色深，核分裂象多见。单个瘤细胞间有间质。（图 7 – 12）

提示：肿瘤的发生部位非常广泛，良性肿瘤和恶性肿瘤有不同的组织学特点及生物

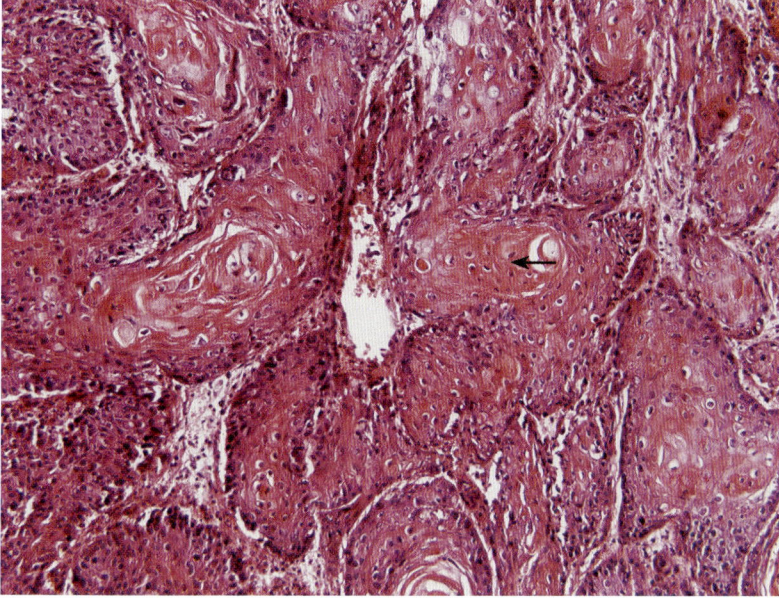

图 7-9　鳞状细胞癌
（高倍镜，← 癌珠）

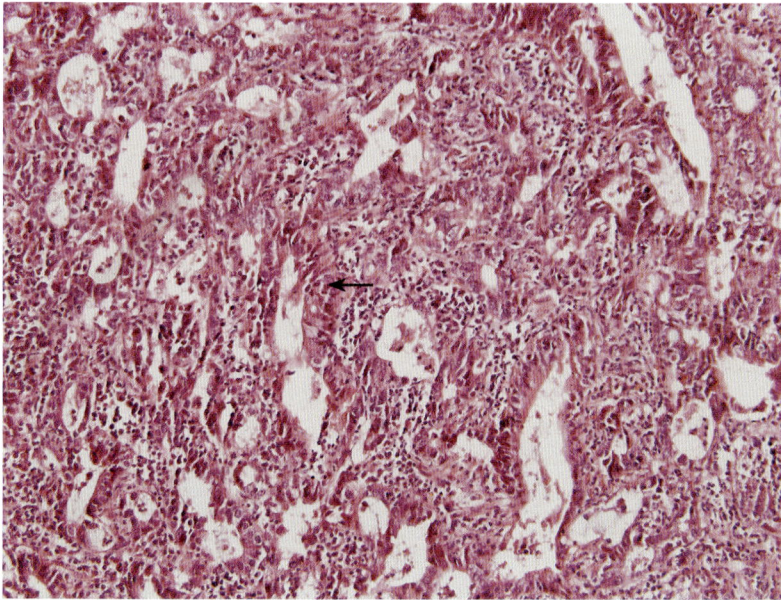

图 7-10　腺癌
（高倍镜，← 形态不规则的腺体样结构）

学特性，对人体的影响也大不相同。因此，区分良性肿瘤和恶性肿瘤对于指导治疗、判断预后都非常重要。

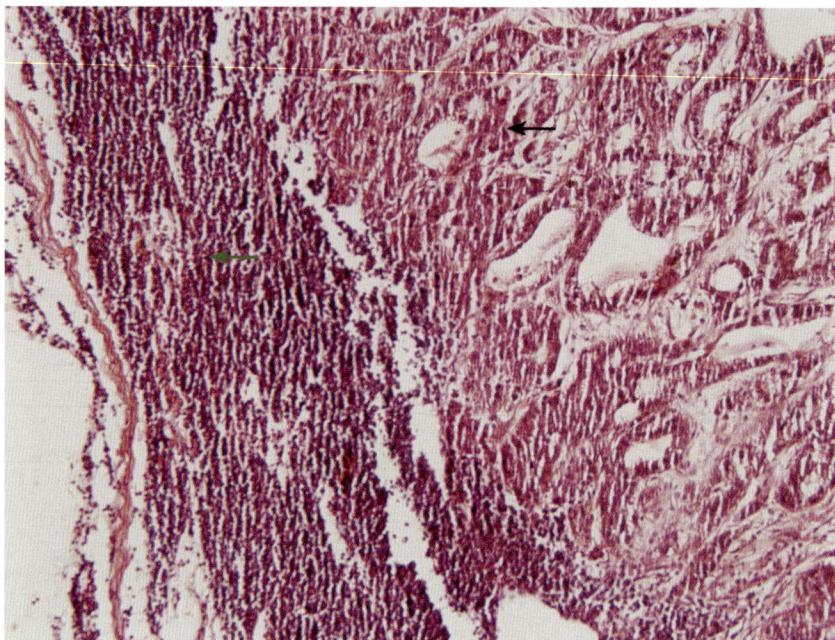

图 7－11　淋巴结转移癌
（高倍镜，← 腺癌，← 淋巴结结构）

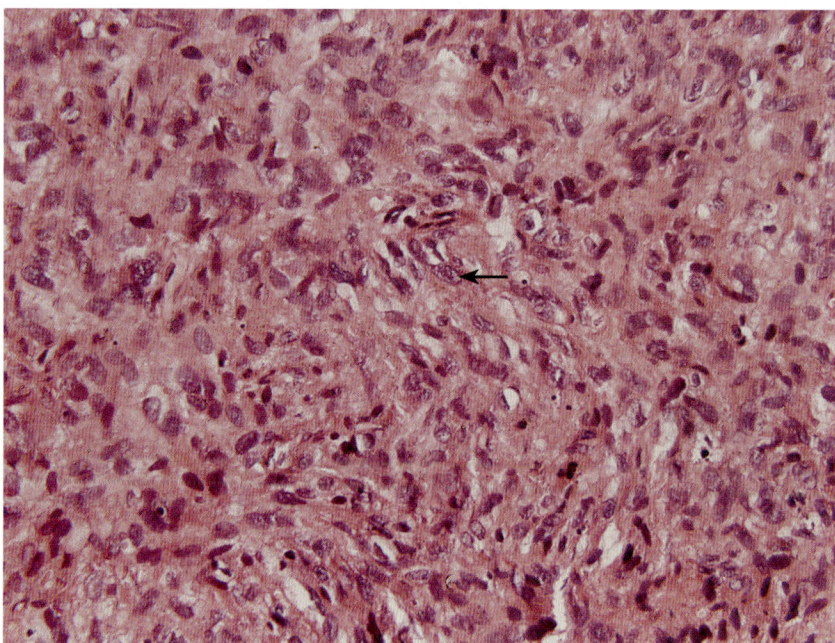

图 7－12　纤维肉瘤
（高倍镜，← 瘤细胞）